管遵信全国名老中医药专家传承工作室

快乐老人

健康枕边书

U0746039

管遵信 编著

中国健康传媒集团
中国医药科技出版社

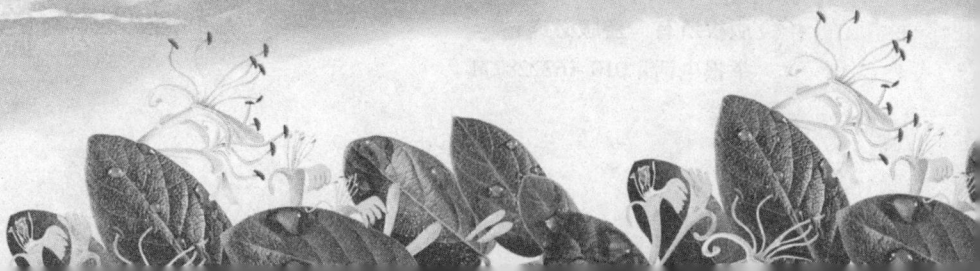

内容提要

在这本献给天下父母的养生专著中，作者将自己几十年总结出的保健心得、饮食秘方和按摩功法和盘托出，方法简单实用，道理深入浅出，同时，还整理收录了一些养生资料与歌诀，可助各位父母快快活活颐养天年。

图书在版编目（CIP）数据

快乐老人健康枕边书／管遵信编著 . —北京：中国医药科技出版社，2017.1

ISBN 978 - 7 - 5067 - 8725 - 3

Ⅰ. ①快… Ⅱ. ①管… Ⅲ. ①老年人 - 保健 - 基本知识 Ⅳ. ①R161.7

中国版本图书馆 CIP 数据核字（2016）第 235673 号

美术编辑 陈君杞
版式设计 麦和文化

出版 **中国健康传媒集团** | 中国医药科技出版社
地址 北京市海淀区文慧园北路甲 22 号
邮编 100082
电话 发行：010 - 62227427 邮购：010 - 62236938
网址 www. cmstp. com
规格 710 × 1000mm $^{1}/_{16}$
印张 13 $^{1}/_{2}$
字数 180 千字
版次 2017 年 1 月第 1 版
印次 2022 年 9 月第 3 次印刷
印刷 北京市密东印刷有限公司
经销 全国各地新华书店
书号 ISBN 978 - 7 - 5067 - 8725 - 3
定价 **30.00 元**

获取新书信息、投稿、为图书纠错，请扫码联系我们。

前言

　　我14岁时患肾病综合征，治疗了一年多，虽然可以恢复上学，但是尿蛋白持续了许多年，身体非常虚弱。家父管正斋（云南省名中医）为了我的健康，开始教我做保健按摩，并教我读有关养生保健的书。我63岁那年又被诊断为慢性肾功能衰竭失代偿期，当时住院3个月过程中所认识的病友，现在先后都已经去世。今年我已经78岁，不但健在，而且还在带博士研究生和博士后，还带着他们上门诊，2007年开通了博客，到2015年4月发表博文587篇，还在发表论文、撰写专著……这不能说不是一个奇迹。

　　西医认为："肾衰竭是一种慢性、进行性、不可逆的疾病，预后严重。"目前尚无有效的治疗方法。只能用透析延长生命，换肾治疗。透析对肾脏没有治疗作用，只是代替肾脏排泄一些代谢废物，如肌酐、尿素氮等。根据"用进废退"法则，随着透析时间的延长，肾脏就会萎缩废用，以后的生命全靠透析维持；换肾是有效的治疗方法，但是，肾源奇缺，我国只有不到1%的肾源可以供临床使用。我既没有透析，也没有换肾，这个奇迹是怎么创造的呢？

　　2001年我创立了"管遵信肾病四联疗法"，治疗肾衰竭获得突破性疗效，本人就是获利者，这应该是创造这个奇迹的一个方面。但是，众所周知，治病是"三分治疗，七分养"。只靠治疗不行，"七分养"，怎么养？

　　我70多岁了，还能控制住肾衰竭，身体恢复到可以坚持8小时工

001

作，这个奇迹应该归功于我坚持修炼的这些"养生保健方法"。

这些养生保健方法是什么？首先是修炼"心理健康"，在此基础上再注意运动、饮食、保健按摩……持之以恒，坚持修炼，回首一看，我们已经登上了一个新高峰，这时会突然发现，我们的病已经明显好转或痊愈，身体已经康复。

我把这几十年的养生保健经验和体会，写成此书，供大家参考。这虽然是我个人总结的经验和体会，但是，这些道理、原则具有普遍性，适用于任何人。如：书中关于"人际关系"的论述，对老年人的健康有影响，而对中年人、青年人，不仅影响健康，对工作、事业、前程，都有深远影响。

我虽然年过古稀、近耄耋之年，还是要写这本书，其原因或说是良心在驱使着我：我病后，发现全家人及亲朋好友都陷入悲痛之中，少见以前的欢笑，焦虑、无奈、伤心、失望……似乎看不到阳光和希望。当我的病好转后，家人和亲朋好友又那么高兴，恢复了原来的幸福、快乐。我是一个医生，应该尽一切努力帮助那些患肾病的人、体弱多病的人，让他们尽早摆脱病魔的折磨，恢复他们的家人及其亲朋好友幸福、和谐、欢乐的生活。

当然，限于我的水平，不一定能满足每一位读者的愿望，但是，我做了，我努力了，我也就心安理得了。

本书的"乐疗"部分，主要借鉴潘朝东老师的"开心保健——乐疗"课程，许多很精辟的字句，都是潘老师的原话。在此深表敬意和感谢！

作者

2016 年 11 月

目录

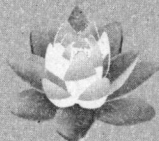

CONTENTS

第一章　如何做个健康的老人 …………… **001**

第一节　健康的含义 ……………………… 002

一、健康与自然 ……………………… 002

二、认识和把握自己的健康 ……………… 003

三、良好的社会适应能力 ……………… 004

第二节　人类的寿命 ……………………… 004

第三节　老年期人体的改变 ……………… 007

一、老年人组织形态和生理功能的改变 … 007

二、老年人各脏腑功能特点 ……………… 013

三、老年人物质代谢特征 ……………… 014

第四节　正确认识衰老，争取延缓衰老 …… 017

一、练"乐" ……………………………… 018

二、建立和保持合理的生活习惯 ………… 018

三、坚持体育锻炼 ……………………… 019

四、有病及时就医，定期体格检查 ……… 019

第五节　正确对待年龄，增进身心健康 …… 019

一、实际年龄 ……………………………… 020

二、生理年龄 ……………………………… 020

三、社会年龄 ……………………………… 020

四、心理年龄 ……………………………… 021

第六节　防止心理年龄衰退和老化 ……… 022

一、身体的老化 ……………………… 022

二、心理的老化 ……………………… 024

第七节　日常生活保健 ……………… 024

一、适应自然，顺天避邪 ……………………………… 024

二、起居有常，劳逸适度 ……………………………… 025

三、饮食有节，戒除偏嗜 ……………………………… 027

第二章　想得开才能乐开怀 ……………………… **029**

第一节　心理的含义 …………………………………… 030

第二节　老年人的心理特点 …………………………… 031

一、影响老年人心理的因素 …………………………… 031

二、老年人的生理、心理特点 ………………………… 032

第三节　衡量心理健康的标准 ………………………… 038

一、什么是心理健康 …………………………………… 038

二、怎样衡量心理健康 ………………………………… 038

三、老年人心理健康的标准 …………………………… 039

第四节　怎样做到心理健康 …………………………… 040

一、战胜贪欲，树立公心 ……………………………… 040

二、战胜敌意，树立爱心 ……………………………… 040

三、战胜消极，树立信心 ……………………………… 041

四、战胜孤独，融入群体 ……………………………… 041

五、战胜迷信，相信科学 ……………………………… 042

第五节　获得心理健康的途径 ………………………… 042

一、建立良好的人际关系 ……………………………… 043

二、修养"乐"的心态 ………………………………… 043

三、注意适当运动 ……………………………………… 044

四、拓宽兴趣，淡泊名利 ……………………………… 045

第六节　情绪为何能影响健康 ………………………… 045

第七节　心理健康与休闲 ……………………………… 046

一、休闲的含义 ………………………………………… 047

二、休闲的方式 ………………………………………… 048

三、休闲的误区 ………………………………………… 048

第八节　老年心理保健 ………………………………… 049

一、老年心理保健的重要意义 ………………………… 049

二、老年心理健康的自我保健 ……………………………………… 051

第九节　开启心身健康的钥匙——乐 ……………………………… 061

第十节　乐的五个准则 ……………………………………………… 063

一、生乐 ……………………………………………………………… 063

二、真乐 ……………………………………………………………… 063

三、常乐 ……………………………………………………………… 064

四、中乐 ……………………………………………………………… 064

五、同乐 ……………………………………………………………… 064

第十一节　乐的源泉，乐与"静、净、善"的关系 ……………… 065

一、乐的源泉 ………………………………………………………… 065

二、乐与"静、净、善"的关系 …………………………………… 067

第十二节　乐是怎样产生的 ………………………………………… 068

第十三节　乐是人体和谐协调的表现 ……………………………… 069

第十四节　乐的具体要求 …………………………………………… 070

第十五节　获得快乐、享受快乐的方法和途径 …………………… 072

第十六节　乐与善 …………………………………………………… 073

一、善的四要素 ……………………………………………………… 074

二、善的评价标准 …………………………………………………… 074

第十七节　乐与宽容 ………………………………………………… 075

第十八节　善于驾驭自己的情绪 …………………………………… 076

第十九节　老年人要自寻乐趣 ……………………………………… 078

第二十节　怎样解除忧虑 …………………………………………… 079

第二十一节　怎样搞好人际关系 …………………………………… 081

一、建立"正确的"人际关系 ……………………………………… 082

二、建立"亲密的"人际关系 ……………………………………… 085

三、建立"建设性的"人际关系 …………………………………… 086

第二十二节　适应老年生活 ………………………………………… 087

第二十三节　老年人的"处世" …………………………………… 089

第二十四节　心身健康的保障——生活有序化 …………………… 090

一、生活必须符合人体生命的运行规律 …………………………… 091

二、生活必须符合自然发展规律 …………………………………… 092

三、生活必须符合社会发展规律 ………………………… 094

第二十五节　在生活中修炼乐的方法 ……………………… 095

第三章　吃对才是正确的养生之道 ………………… 101

第一节　饮食保健 ………………………………………… 102

一、食养的作用 …………………………………………… 102

二、谷物为主，合理搭配 ………………………………… 104

三、五味调和，烹调有方 ………………………………… 106

四、饮食有节，食宜清淡 ………………………………… 108

五、进食宜忌 ……………………………………………… 111

六、进食保健 ……………………………………………… 112

第二节　养生药粥现学现做 ……………………………… 116

一、药粥的主、辅料 ……………………………………… 117

二、常用药粥简介 ………………………………………… 119

第三节　补肾药膳经典方 ………………………………… 120

一、双鞭壮阳汤 …………………………………………… 121

二、暖肾羊肉（或狗肉）汤 ……………………………… 122

第四节　药膳饮品 ………………………………………… 123

一、自制保健饮品及药酒 ………………………………… 123

二、简单方便的泡制药茶 ………………………………… 126

第四章　我运动我健康我快乐 ……………………… 129

第一节　运动对人机体的作用 …………………………… 130

一、心血管系统 …………………………………………… 130

二、呼吸系统 ……………………………………………… 131

三、消化系统 ……………………………………………… 131

四、运动器官 ……………………………………………… 131

五、神经系统 ……………………………………………… 132

第二节　运动保健的原则 ………………………………… 132

第三节　适宜老年人的运动项目 ………………………… 134

一、步行 …………………………………………………… 135

二、慢跑 ··· 135

三、气功 ··· 137

四、太极拳 ··· 140

五、钓鱼 ··· 143

第五章　自行灸疗有讲究 ············· 153

第一节　针灸抗衰老、保健的原理 ············· 154

一、寻找标记耳穴的指标 ············· 155

二、耳穴与脏腑肢体存在内在联系 ············· 155

三、耳穴诊断疾病原理 ············· 156

第二节　针灸养生保健方法 ············· 161

一、保健灸的作用 ············· 162

二、施灸的注意事项 ············· 162

三、保健灸的方法 ············· 163

四、保健灸的常用穴位 ············· 167

第六章　神奇按摩操养生又养颜 ············· 169

一、必知的按摩常识 ············· 170

二、床上八段锦 ············· 172

三、床下六段功 ············· 182

四、慢行百步功（走） ············· 186

五、其他自我按摩方法 ············· 188

第七章　养生资料与歌诀 ············· 191

一、老年人"八字"养生集 ············· 192

二、"自我保健"六字境界 ············· 192

三、两个"九不可为" ············· 192

四、人体健康的十大标准 ············· 192

五、膳食平衡八项原则 ············· 193

六、适合高脂血症患者的 18 种食物 ············· 193

七、骆玉笙的"四乐" ············· 193

八、梁兆祥的中老年人保健"四忌" ·················· 193

九、段德龙的三大"进补" ························· 193

十、何德清的老年人垂钓三不宜 ···················· 194

十一、夕阳红染六字经 ··························· 194

十二、养生三字经 ····························· 195

十三、庄炎林的"六六赠言" ······················ 195

十四、摒弃不良生活方式 ························· 195

十五、蔬菜养生歌 ····························· 196

十六、心情不快的对策 ··························· 196

十七、人到老年平衡是金 ························· 196

十八、防治烦恼十法 ···························· 196

十九、老年人运动量的自我监控 ···················· 198

二十、莫生气 ······························· 199

二十一、养生《粥疗歌》 ························· 199

二十二、"六养"与"四少" ······················ 199

二十三、孙思邈的养生要诀 ······················ 200

二十四、晨练指数和着衣系数 ····················· 200

二十五、长寿老人的特征 ························· 201

二十六、消气歌 ······························ 201

二十七、幸福的五个处境 ························· 201

二十八、健康新标准 ···························· 202

二十九、健康长寿公式 ··························· 202

三十、洪昭光的"三步曲" ························ 202

三十一、"三寡"养"三宝" ······················ 203

三十二、沈桂昌的身心健康"五要素" ················· 203

三十三、老年养生十字法 ························· 203

三十四、老年人保健要诀 ························· 204

三十五、游泳最佳距离 ··························· 204

三十六、七种腿足保健方法 ······················ 205

三十七、养生谚集萃 ···························· 205

三十八、管遵信"十六字箴" ······················ 206

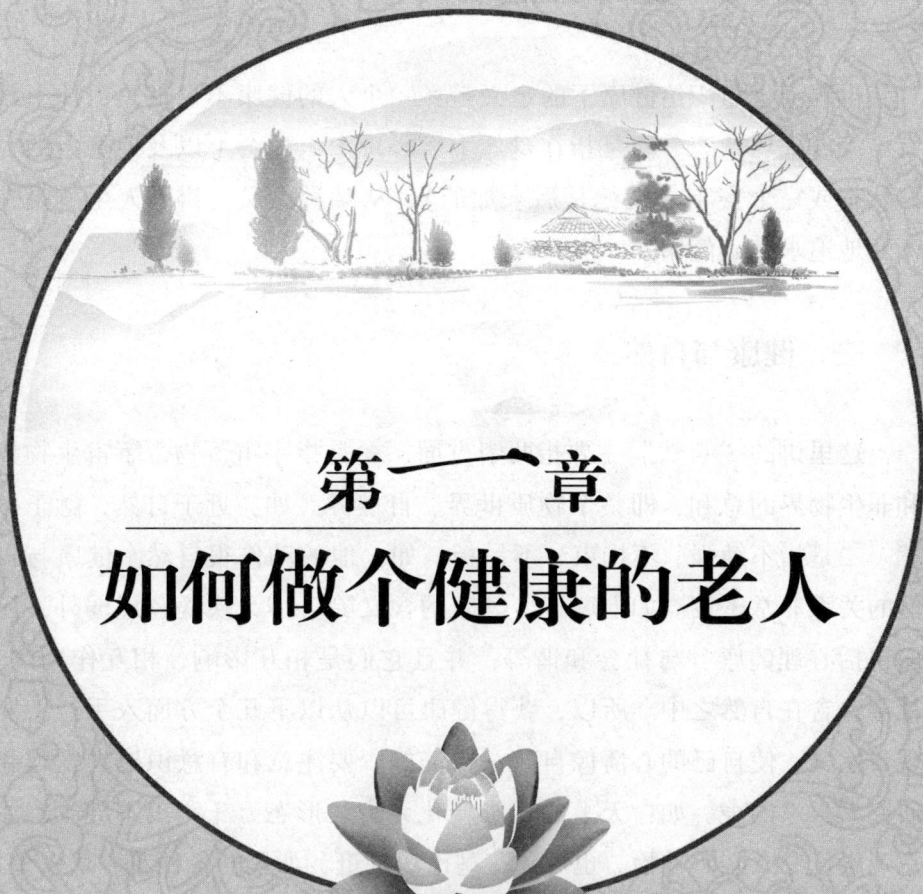

第一章
如何做个健康的老人

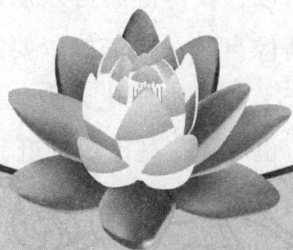

第一节　健康的含义

世界卫生组织给健康下的定义是：一个人的健康不仅仅是身体上没有疾病或虚弱状态，而是指在身体上、心理上、社会上以及道德上的完好状态或完全安宁（道德是后来加的）。从某种意义上讲，人生就是在不断地追求完满健康。

一、健康与自然

这里讲的"自然"主要指两个方面，一是指宇宙万物，宇宙生物界和非生物界的总和，即整个物质世界、自然界。如：近于自然，融于自然。二是指不勉强、不拘束、不呆板。如：他的动作很自然。健康与自然的关系非常密切。如上所述，健康的含义除身体无疾病和虚弱外，还应包括心理健康、与社会和谐等，并且它们是相互影响、相互作用的。社会包含在自然之中。所以，获得健康可以从以下几个方面入手。①发现自然美，使自己的心情像自然一样美好。要注意和有意识地去发现和研究大自然的美。如：天上的云彩变化无穷、形态万千、美不胜收，注意观察，令人心旷神怡。也可到花鸟市场逛逛，那里的各种花、草、鱼、鸟，用悠闲的心情去欣赏它们，发现它们的美（不一定买）。公园、田野、山河……只要你有意识地去挖掘它们的美，都是非常美的。②热爱自然，从而使自己热爱生活。对大自然充满爱，其实就是热爱生活、热爱自己、热爱健康。任何城市都有它美丽的地方，马路的街心花园、"绿化隔离带"，绿树成荫，花红似艳，着实可爱。我们要从内心热爱这一切。③融于自然，使自己豁达开朗。我们要把自己融于大自然，与大自然混为一体。像大自然一样胸怀博大，容纳万物；像大自然一样随机应变，适应各种环境。让自己的心情、情绪、情感像大自然一样美好，随时和大自然一样心花怒放。④生活得自然，自由自在。生活要安排得无拘无束，生动活泼，不勉强自己做不愿意做的事。人老了，生活得要自由自在。做到"恬淡虚无""起居有常""饮食有节""不妄做劳"。这是《黄帝内经》中就教导我们的养身之道。我们炎黄子孙遵循至今，其内涵非常丰富，具有深奥的哲理。

二、认识和把握自己的健康

健康是人生最宝贵的，也是人人都期望的。因此，正确认识健康的含义，把握住自己的健康就显得非常重要。过去习惯从生物医学的角度来考虑健康和疾病的问题，认为健康就是没有临床症状，用客观测量的方法找不到身体哪一部分有病态的证据；所谓疾病，就是可观察到临床医学正常值的偏离，身体内出现高于或低于正常值的化学和物理变化，如体温、血压、白细胞……升高或降低等，以此作为疾病诊断的重要依据。这种健康和疾病的概念，显然是不全面的。健康的含义应该包括三个方面：①无器质性或功能性异常；②无主观不适的感觉；③无社会（第三者）公认的不健康行为。世界卫生组织对健康下的定义是：健康不仅仅是没有疾病，而且是身体上、心理上和社会上的完好状态或完全安宁。这个定义包含了上述三个方面。还必须指出，健康和疾病不是对立的概念，而是彼此相互依存、相互转化的统一体，从疾病最严重阶段到健康最佳状态是一个生命的连续过程，它处于经常变化状态，并呈现不同层次的适应水平，如果个体与环境保持正常的适应，就意味着健康；如果适应不良，则陷入疾病状态。正确地认识了健康和疾病的概念，就可以把握自己的健康。

首先，在客观方面，要注意无器质性或功能性异常。这就需要按时做体格检查，早发现这种"异常"，早治疗，不要酿成"大患"。若已经知道有"异常"，应注意治疗，不能以"自我感觉良好"为依据，任其发展。如有人患高血压，不是以测量的血压高低按时服药，而是根据自我感觉好坏服药，进而造成脑血管意外的例子多不盛举。

第二，在主观方面，要注意有无不适感觉。主观上的不适感觉往往是某种疾病的先兆或心理上的异常等，应注意查找其原因，有针对性地消除这种不适感觉。同时也不要大惊小怪，要乐观、实事求是地分析和对待这种不适感觉。因为主观不适感觉，也可能是心理因素造成的，若是心理因素造成的，应从心理方面治疗，我们将逐渐介绍一些心理卫生知识和心理保健的方法。

三、良好的社会适应能力

要有良好的社会适应能力、良好的人际关系、愉快地面对社会和生活。社会总是在按它的发展规律不停地向前发展，在发展过程中，就会出现各种各样的现象，这些现象往往是以前未曾见过的，所以常常使人有一种不适应的感觉；有时还会出现一些不良现象，使人看不惯，这就要我们积极地、因势利导去改造社会，主动地、自觉地去适应社会，培养自己的适应能力，处理好社会上的各种关系，使自己达到在"社会上的完好状态或完全安宁"。

只要注意从这三方面调控自己，就可以把握自己的健康。

第二节　人类的寿命

人类到底能活多久？古往今来，人们做了大量的探索和研究，尽管不尽一致，但业已证实，大自然所赋予人类的正常寿命远比目前人们实际生存的寿命长得多。生物学及医学的研究表明，人类寿命与其他动物寿命有某些共同的规律。著名学者 Button 认为，某些哺乳动物的寿命系数如表 1-1 所示。

表 1-1　几种动物的生长期及寿命

动物名称	平均寿命（月）	生长期（月）	寿命系数
家鼠	30	6.6	1∶5
山羊	108	15	1∶7
马	300	49	1∶6
牛	276	47	1∶6

Button 根据寿命系数计算，人类的寿命应该为 100 ~ 140 岁。

1961 年，美国细胞学家 Hayffick 根据体外细胞培养实验，提出了"人类或脊椎动物的细胞在体外培养中具有有限分裂次数，达到这个次数后细胞出现衰老现象，趋向死亡"。认为人类细胞体外培养平均分裂约 50 次左右。细胞传代有寿命的现象，称为 Hayffick 界限（表 1 - 2）。

表 1 - 2　正常人胚胎与动物胚胎传代次数及寿命

生物种类	培养细胞的传代次数	正常寿命（年）
鸡	15 ~ 35	30
小鼠	8 ~ 11	3.5
龟	90 ~ 120	175
水貂	30 ~ 34	10
人	40 ~ 60	110

这说明寿命长的动物，细胞分裂次数较多。Hayffick 据此认为，即使排除所有通常引起死亡的原因（如心脏病、脑血管意外、癌症及意外事故），人类的最长寿命仍将停留于 90 ~ 100 岁之间。

现代比较生物学提出，寿命与脑重及体重有关。1980 年，文献报道大脑的重量除以体重得出的商值能够粗略预示寿命的长短（表 1 - 3）。

表 1 - 3　寿命与脑重/体重比的关系

人及某些动物	脑重/体重 × 100	最大寿命（年）
人	2.67 ~ 2.81	80 ~ 150
象	1.24 ~ 1.34	90 ~ 100
熊	0.36 ~ 0.50	50
猫	0.29 ~ 0.34	20
乌鸦	0.114	5

根据 Hershey 的资料，人的正常寿命应为 80 ~ 150 岁左右。

早在 2000 多年前，我国的《素问·上古天真论》就提出"尽终其天年，度百岁乃去"。《灵枢》也提出"人百岁，五脏皆虚，神气皆去，形骸独居而终矣"。均以为人类的天然寿命为 100 年，这与近代医学对人类寿命的估计是基本一致的。

老年是生命过程中组织与器官老化、生理功能衰退的阶段。这种衰老变化是发展的过程，受先天遗传、后天自然与社会各种因素多方面的影响，而且每个老年人的个体差异很大，衰老的速度不尽相同。即使在一个人身上，各脏器与系统之间的衰老变化也不完全一样。因此，"老年"一词只具有相对意义。为了研究方便，通常是人为地以大多数人衰老改变出现的时间为依据。

有个别人的寿命远远超过上述推测。如：龚来发，贵州省仡佬族农民。1995年时133岁，因患急性黄疸性肝炎去世。中央电视台采访过他。李庆远，四川省的中医大夫。生于1679年，死于1935年，享寿256岁。他一生喜好上山采药、为民治病；又爱好闭目打坐，修身养性，生活很有规律，能保持情绪安定。吴云清，陕西农民。1998年160岁时，记者采访过他，还能在田间劳动、打拳。他说："人有三宝，精、气、神。要保护好，要多做善事，不要有贪欲，要经常练气功以养神，保持良好的情绪。"慧昭禅师，北魏时代的出家人。在武陵开元寺为僧。生于公元526年，死于公元816年，享寿290岁，经历了4个朝代，20多个皇帝。陈俊，据清乾隆十三年《永嘉县志》12卷记载，"陈俊，字光明，福建永嘉山区汤泉村人。生于唐僖宗中和辛丑年（公元811年），死于元泰定元年甲子（公元1324年），享年443岁"。上述长寿老人的准确生卒年虽有待商榷，但说明人的寿命有很大潜力，有待进一步研究。

目前，国际上对老年人的年龄界限无统一的标准，多数是根据各国具体情况及所在地区决议规定的。我国自古以来将花甲之年作为老年人之代号，即指60岁。1982年4月中华医学会老年学会建议将60岁以上作为我国划分老年人的标准。将60岁及60岁以上者称为老年人，45~59岁为老年前期，60~89岁为老年人范围，80岁及80岁以上者为高龄老人，90岁及90岁以上者为长寿老人，100岁及100岁以上者为百岁老人。

总之，人类的预期寿命与实际寿命之间仍有很大的差距。认识、掌握和应用好自然发展规律、社会发展规律对人体生命的运行规律的影响，提高人类平均寿命，不是没有可能的。

国际上流行的健康长寿公式是：健康长寿＝（情绪稳定＋经常运动＋合理饮食）/（懒惰＋吸烟＋喝酒）。

第三节　老年期人体的改变

人到老年期，其组织形态、生理功能、各脏器的功能以及物质代谢等方面都产生相应的老化改变。认识这些改变，并采取措施延缓老化，是加强老年病防治、增进健康、延长寿命的关键。

一、老年人组织形态和生理功能的改变

进入老年期的身体在组织结构和生理功能方面的老化改变，可发生在机体所有的脏器组织，这种改变缓慢而直线式地表现出脏器功能降低，导致维持机体环境恒定的功能衰退，对这些自然衰退的改变要有正确认识，才能找到相应的措施延缓衰退。兹分系统做简单介绍。

（一）循环系统

循环系统由心脏、血管、血液组成。

1. 心脏老化的形态学改变

从 30 ~ 40 岁开始，心脏的代谢细胞总重量即随着年龄的增加而逐渐减少，心肌细胞萎缩。但由于老年人心包下脂肪的增加，心内膜增厚等因素的影响，老年人的心脏重量反而有所增加。有人研究了从新生儿到 109 岁共 7002 例尸检心脏，90 岁以前，随生理性血压升高，心脏的重量亦增加，尤其是 30 岁以后，男性每年增加 1g，女性每年增加 1.5g。但 90 岁以后，心脏重量逐渐减轻。

老化的心肌细胞核内出现染色质凝聚成块、缩小、碎裂、溶解等形态失常和色泽加深，核内包涵体增多，核和核仁变大；核膜凹陷；二倍体增加；线粒体数量减少和膨大；高尔基复合体破裂；溶酶体膜破坏等微结构的改变。

在老化心脏的任何部位都可发生脂肪浸润，尤以右心室和右心房明

显，几乎波及壁的全层。淀粉样变性发生率可达40%～70%，百岁老人几乎都有此种变化。

心脏瓣膜由于瓣叶在活动中相互反复的接触和伸展，在房室瓣的闭合线呈结节性增厚。主动脉瓣尖附着部有触及的隆起。主动脉瓣和二尖瓣部胶原层脂肪增多，主动脉瓣尖基底部逐渐增厚，主动脉钙化，影响瓣膜的正常关闭，导致老年人常见的喷射性收缩期杂音。

心脏传导系统也发生退性行改变。房室结的起搏细胞数目可减少为78%～80%，而纤维组织和脂肪量增加。心脏传导系统的老化是导致老年人易于发生传导障碍的主要原因之一。

2. 心脏老化所致的功能改变

老年人休息时心率下降，平均心率40岁时72次/分，50岁时68次/分，60岁时66次/分，70岁时62次/分，80岁时59次/分；运动时最大心率随年龄增加而下降，运动后恢复到静息心率的时间延长；心搏出量减少，大约每10年减少10%，65岁心搏出量减少约30%～40%；平均血循环时间（血容量/心搏出量）随年龄而增加；心肌细胞的功能下降。由于老年人的肌群萎缩，多数器官的生理功能降低，从而对血液需要也就大为减少，所以并无自觉症状。

老年人心脏的储备力降低，运动或劳动时，氧利用率下降，劳动耐力降低。更由于老年人心输出量降低，使脏器供血减少，当增加心脏负担时，如改变生活条件、从事体力劳动、精神刺激、呼吸道感染及不适当的治疗（输液过多、过快，激素与血管加压剂用量过大）等情况下，就可出现因心血管系统功能的适应性明显低下而产生的各种症状，包括充血性心力衰竭、心律失常、急性冠状动脉供血不足甚至心肌梗死等。

3. 血管

老年人血管弹力纤维变僵直、脆弱、断裂，使血管的弹性随增龄而减退，血管扩张能力降低，血管的含钙量增多。血管壁中胶原蛋白增加，胶原蛋白纤维相互交联形成大的纤维组，进一步降低血管舒张能力。当心脏舒张时，因血管弹性差，不能很快恢复原状，故舒张压不再升高，而使脉压差相应增大。动静脉内氧含量差加大，使老年人心脏难以适应应激状态，故当老年人出现休克时后果比年轻人严重。另外，收缩期的高压状态，使动脉壁承受高压力，易引起血管壁损伤。

老年人冠状动脉粥样硬化随增龄而增加，国内一组 508 例尸检中发现：60～70 岁时为 87.09%，70 岁以上几乎为 100%。老年人主动脉内膜增生，中层钙化，胶原纤维增多，弹性降低，使主动脉长度和宽度增加。因而在胸部 X 线透视可见到升主动脉延长、扩张和迂曲。

4. 血液

老年人的血液中，血小板明显增多，血小板聚集性增高，释放反应增强，血浆中栓烷素 A_2（TXA_2）增多，抗凝物质抗凝血酶减少；血液流变学方面，血黏度增高，红细胞变形性和可塑性下降，组织型纤溶酶原激活剂（t－PA）的活力下降，纤溶活性减弱。这些因素造成老年人血液呈一种生理性"病理"状态——高凝状态，有人称为嗜血栓状态或血栓前状态。这种状态有利于血管栓塞性疾病，如动脉粥样硬化、冠心病、脑血管病的发生和发展。

（二）呼吸系统

老年人呼吸器官的老化和衰退表现在肺脏的容量和重量减少、肺泡膜变薄、肺泡增大、肺小血管硬化、小气管周围组织退变、呼吸肌群肌力减退，由于肺和胸廓的弹性下降、肺活量减少、残气量增加、换气效率降低，呼吸道黏膜萎缩、呼吸功能降低，这些改变易患慢性支气管炎、肺气肿等病变。

（三）消化系统

1. 味觉和嗅觉

老年人舌乳头味蕾随增龄而逐渐萎缩。据统计：儿童每个舌乳头平均 248 个味蕾，而 74～85 岁时仅有 38 个。老年人嗅觉大大减退，青年人有 89%，而老年人仅有 22%。吐液腺体萎缩，腺泡间纤维化，故易出现口干。

2. 胃肠道

胃肠道黏膜变薄，腺体绒毛萎缩，平滑肌变性、萎缩、弹性降低，胃腔扩大，故老年人易患萎缩性胃炎、消化道憩室及便秘等病症。

消化液分泌减少。胃酸降低，铁质吸收差，易产生缺铁性贫血。各种消化酶分泌量减少，影响消化能力。胃肠道黏膜腺细胞减少、绒毛萎缩，导致吸收能力下降，尤其对脂肪的吸收延缓，维生素 B_1、维生素 B_{12} 吸收减少，故老年人应该预防维生素缺乏症。

3. 肝脏和胆道

肝脏重量明显下降，肝细胞减少、纤维组织增生、肝脏解毒功能下降、肝血流量减低、肝糖原减少，可有轻度脂肪沉着。

胆囊及胆总管弹力纤维增生、壁增厚、弹性降低、胆汁易淤积、胆汁浓度较高、胆固醇含量增高，易形成结石和发生炎症。

（四）泌尿系统

1. 肾脏

老年人肾脏重量减轻，肾小球纤维化及透明样变致肾单位萎缩及减少。入球小动脉透明样变，出球小动脉硬化，导致肾小球过滤率下降。肾小管基底膜增厚，管壁萎缩及扩张，肾脏血管的弹性纤维进行性增生，内膜增厚，使肾脏的重吸收能力减退，尿浓缩功能下降，排尿量增加。由于肾小球过滤率下降，血清肌酐清除率下降，肾功能随增龄而降低。葡萄糖的肾阈值升高，故轻度糖尿病时无尿糖。肾脏调节酸碱平衡能力下降，酸（碱）负荷时，动用酸（碱）储备及改变尿液 pH 值的代偿能力较青年人慢，且时间长，故易发生酸碱失衡。老年人肾保水能力下降，对急性水、电解质紊乱的适应和调节能力差，易发生低钠血症及诱发心力衰竭和肺水肿。此外，肾合成 1.25 二羟维生素 D_3 的功能降低，使肠吸收钙减少，易发生骨质疏松。

2. 膀胱和尿道

绝大多数老年人膀胱有小梁增生和小室形成，部分形成憩室。膀胱固有层和肌肉间隔有纤维组织增生，以致膀胱肌肉减少，进而萎缩。膀胱括约肌亦可萎缩，导致排尿困难、尿频、尿失禁、夜尿次数增加，女性常易患尿道黏膜脱垂且易感染。

3. 前列腺

前列腺分为五叶，即前、中、后及两侧叶。老年人绝大多数有不同程度的前列腺肥大。当中叶肥大时，往往压迫尿道，引起排尿困难、尿频；侧叶肥大时，则从两侧压迫尿道，导致尿潴留、易患尿路感染。

（五）内分泌系统和性腺

1. 胰腺

老年人胰腺重量明显下降，胰腺脂肪浸润和 β - 胰岛素细胞减少，消化酶分泌降低，胰岛素分泌减少，对葡萄糖耐量减退，易患糖尿病。

2. 甲状腺

老年人甲状腺组织部分腺泡萎缩、结缔组织显著增多，甲状腺激素分泌量减少，故老年人代谢率低、耐寒力差、活动下降。由于甲状腺功能不足，也可加速老化。

3. 肾上腺皮质

老年人肾上腺皮质变薄，尿中 17 酮类固醇排泄量基础值逐渐减少，即使给予肾上腺皮质激素也难平衡。

4. 性腺

卵巢在妇女更年期后，体积缩小约 30%、重量减轻、雌激素分泌逐渐减少。子宫体积缩小，内膜萎缩变薄、腺体显著减少、宫颈口狭窄。由于雌激素减少，生殖道显著退行性改变，表现为外阴表皮变薄、角化增多，阴道黏膜萎缩变薄、腺体减少、pH 值多呈碱性，使防御机制减退，故易发生外阴瘙痒、老年性阴道炎等。

男性老年人睾丸呈退行性变而萎缩、纤维化、体积缩小、重量减轻、雄激素分泌减少，生殖细胞逐渐减少甚至消失，以至丧失生殖能力。

上述情况，可因个体的体质、精神及健康状况差异较大而不同。

（六）精神系统

老年人神经元退化明显加速，更新缓慢，死亡细胞增多，而致大脑逐渐萎缩、重量减轻。脑的萎缩以大脑半球的前半部最为明显（前半部主要有：运动中枢、书写中枢、运动性语言中枢、感觉中枢），脑回变窄，脑沟深而宽，侧脑室和第三脑室相对性扩大。神经细胞变性、脂褐素沉积、神经元纤维因增龄而树突分支缩小、萎缩、突触数量减少，这些改变可能是老年人运动、感觉、智力、记忆等功能减退的主要原因。但是，即使是最聪明的人，也只动用了 1/3 的脑细胞，说明相当多的脑细胞处于备用状态，以 80 岁高龄来说，他的脑细胞只要有 70% 健在，就足以维持其正常智力。老年人脑动脉大部发生粥样硬化，管壁增厚，管腔狭窄，故发生脑血栓，同时，脑动脉质地硬而脆，因此，在体内压力增高时，易有动脉瘤形成和破裂出血引起脑溢血。老年人脊髓变化同于大脑组织，但不严重。

（七）运动系统

老年人椎间盘萎缩变薄、脊柱变短、弯曲使身体降低和姿势改变。骨质增生常发生在椎体骨膜及关节部，形成骨刺，如颈椎病、关节炎等。老年人同时发生骨质疏松，特点是骨小梁变细、皮质变薄、髓腔增宽、骨脆性增加，故易骨折。骨骼肌发生老化，表现在肌细胞内水分减少、肌纤维短而萎缩、骨骼肌总重量下降，以致四肢伸展性和弹性不足，对外界应激性和传导性都减弱，故有"年老体弱，力不从心"的状态，如关节僵硬、活动失灵、易感乏力、弯腰转身及四肢活动范围受限。

（八）其他表现

1. 皮肤毛发

老年人皮纹增多增深，最早出现在额部，依次为眼角、耳前及口角处。眼部皮肤脂肪的增多，形成俗称的"睑下袋""眼袋"，毛细血管功能减弱而致面部皮肤暗灰色、无光泽。毛发稀疏，易脱落，白发逐渐增多，老年斑形成。汗腺数量及分泌减少，故皮肤干燥，易患瘙痒症。

2. 眼睛

老年人角膜周围有"老人环"，有的因房水循环受影响出现青光眼，晶状体进行性混浊、硬化，而易致白内障，晶状体调节能力逐渐下降而致老花眼。

3. 听力

老年人的听力逐渐减退甚至耳聋，有的出现耳鸣。

二、老年人各脏腑功能特点

老年人的主要生理特点是脏腑功能痿瘁（痿：衰竭，枯萎，减弱；瘁：劳累，悲伤，枯槁，损坏）。《养老奉亲书》记载："年老之人，痿瘁为常。"痿瘁在这里的含义是：脏腑多年的劳累老化，导致脏腑损坏、衰竭、枯槁。现对老年人五脏功能特点分述如下。

1. 肝

《灵枢·天年》篇说："五十岁，肝气始衰，肝叶始薄，胆汁始减，目始不明。"肝为将军之官，主疏泄、藏血，主筋，其华在爪，开窍于目，与胆相表里。老年人肝脏痿瘁，常有急躁易怒，郁郁不乐，多疑善虑，甚则闷闷欲哭，腹胀纳差，筋脉拘挛，肢体麻木，指甲变脆变厚，出现纵崤、两目干涩、视物不清等表现。

2. 心

《灵枢·天年》篇说："六十岁，心气始衰，苦忧悲，血气懈惰，故好卧。"《养老奉亲书》记载："衰老之年，心力倦怠，精神耗短。"心为君主之官，藏神，主血脉，其华在面，开窍于舌，与小肠相表里。老年人心脏痿瘁，常有神倦喜卧，忧虑悲伤，思维迟钝，无主见，失眠健忘，心烦不安，心悸胸闷，面色欠华，言语不利等表现。血气懈惰是指血气运行迟缓不振之意，老年人心气不足，心血衰少，则气血运行不畅，常常出现血脉瘀滞不通，瘀血内生，古人说"年老多瘀"，原因就在于此。

3. 脾

《灵枢·天年》篇说："七十岁，脾气虚，皮肤枯。"《养老奉亲书》记载："老年脾胃虚薄，不能消纳。"脾胃为仓廪（廪：lǐn，米仓；仓库；粮食；俸禄）之官，主运化、升清，主统血，主肌肉四肢，开窍于口，其华在唇，与胃相表里。老年人脾痿瘁，则常有腹胀纳差，肌肉瘦削痿软，四肢倦怠无力，皮肤起皱，便秘或便溏，饮食无味，口唇淡白不泽等表现。脾胃为后天之本，气血生化之源，对老年人来说，保持脾胃的正常健运尤其重要。

4. 肺

《灵枢·天年》篇说："八十岁，肺气衰，魄离，故言善误。"肺为相傅之官，主气、司呼吸、主宣发肃降、通调水道、外合皮毛、开窍于鼻，与大肠相表里。老年人肺脏痿瘁，常有少气不足以息，言语低弱多误，毛皮憔悴枯槁，易感冒、水肿、小便不利、大便困难等症，以及嗅觉不灵等表现。

5. 肾

《灵枢·天年》篇说："九十岁，肾气焦，四脏经脉空虚。"《素问·上古天真论》曰："肾气衰，形体皆极。"肾为作强之官、藏精、主发育与生殖、主水、主纳气、主骨生髓，其华在发，开窍于耳及二阴，与膀胱相表里。老年人肾脏痿瘁，常有体力、智力下降，性功能减退，生殖能力渐失，气短，牙齿松动或脱落，身体变矮，脊柱弯曲，骨骼变脆易于骨折，毛发变白而脱落，腰膝酸软，头晕耳鸣甚则耳聋失聪，排尿无力，夜尿频多等表现。肾为先天之本，性命之根，元阴、元阳之室，肾脏虚衰、肾气亏虚，则肝、心、脾、肺脏及全身经脉皆因此而空虚。

《灵枢·天年》篇所指的"五十""六十""七十""八十""九十"岁，只是说明脏腑功能随着年龄增长而逐渐衰退，不能机械地按此年龄来推断某脏腑的功能。还应该指出，衰老个体差异很大，进展也各不相同，在同一个人身上，其脏腑之间、内脏与体窍之间衰老进展的程度也不一致。老年人脏腑、组织、器官出现衰老现象，是生命过程的自然规律，我们可以把它作为一种体质现象来认识，它与年龄、先天禀赋（含遗传因素、先天足否、体质等）、自然环境（含地理、气候、水质等）、社会环境（含社会地位、经济状况、人际关系、家庭情况等）、饮食营养、精神状态等有关。所以，应该正确认识衰老，争取延缓衰老以求获得健康和长寿。

三、老年人物质代谢特征

目前已提出的衰老原因的学说或假设很多，但其内容都离不开生物化学的基本原理。因此，探讨老年人物质代谢的特征，可为延缓衰老提供生物化学方面的具体措施。下面择重要的物质代谢加以简述。

（一）核酸

核酸是生物体的重要组分，其主要生物功能是遗传的物质基础。核酸分脱氧核糖核酸（DNA）和核糖核酸（RNA）两大类。RNA主要包括信使核糖核酸（mRNA）、转移核糖核酸（tRNA）和核糖体核糖核酸（rRNA）三类。老年期大多数组织细胞中核酸合成代谢老化，RNA合成随着增龄而下降。

细胞的分裂繁殖依赖于DNA的生物合成，而DNA的生物合成又依赖于DNA的复制。DNA的复制功能如果障碍即会妨碍细胞的分裂和生命延续。人一生中，受环境中有害因素的侵袭，诸如各种射线的辐射及自由基的作用等，这些有害因素可致DNA损伤，从而造成DNA的复制过程中出现差错。但DNA分子上的差错一般能得到校正和复制。据报道，正常细胞每分钟能复制300个DNA单链上的缺损。对伤损的DNA修复的能力，人和动物都随增龄而下降。长寿动物比短寿动物的修复能力强，健康人比早衰的人修复能力强。由于DNA损伤修复能力的下降，损伤的DNA不能及时修复，细胞内DNA损伤的积累，会不同程度地导致生理和信息精确性的改变以及老化过程的发生。

（二）蛋白质

生物在各个不同的生命期所开放的基因或某些基因的表达概率不完全一样。婴幼儿时期蛋白的合成多于分解，所以生长很快。老年人的蛋白质不仅合成减慢，而且还会合成一些对人体有害的蛋白质，如老年性白内障。

结缔组织随增龄而发生老化，一般来说，结缔组织成熟时变结实、张力加强、韧性增大，一旦老化便失去弹性和柔软性。结缔组织老化、纤维结构变硬，不仅与高血压、关节硬化及皮肤皱纹等的形成有密切关系，还可能通过妨碍细胞与血管间的物质交换、削弱细胞功能而发生机体老化。

（三）脂类

由于老年人胰脂肪酶分泌量减少，小肠黏膜特有的甘油－酯脂酰基转移酶活性降低，前者影响脂肪的消化，后者影响脂肪的吸收和再利用，导致老年人的脂肪消化速度减慢、脂肪吸收率比年轻人低。

老年人脂肪组织中的脂肪合成反应大于分解反应，周围组织的脂肪分解随增龄而降低。因此，老年人总的倾向是体内脂肪趋于堆积，脂肪组织中脂肪含量增多。

食物胆固醇的消化吸收，老年期显著降低。胆固醇转变为胆汁酸过程的速度大大减慢。由于老年人血液和周围组织的脂蛋白脂肪酶（LPL）和卵磷脂－胆固醇酰基转移酶（LCAT）活性显著降低，以致影响脂肪的廓清（澄清，肃清）和胆固醇的代谢。

大多数老年人血甘油三酯含量有增高趋势，血中胆固醇含量随增龄而增加，血胆固醇含量增加是诱发动脉粥样硬化的危险因素。血浆极低密度脂蛋白（VLDL）和低密度脂蛋白（LDL）均随增龄而升高，而高密度脂蛋白（HDL）则处于低水平，这是老年人冠心病患病率高的生化原因。

（四）糖

老年人糖耐量降低。糖耐量试验表明，老年人的血糖值比青年人高得多，而且使其恢复到正常值所需要的时间延长。老年期葡萄糖耐量异常的特点是高血糖和高血胰岛素，而这两种代谢变化都是冠心病发病的危险因素。因此，衰老时葡萄糖耐量异常的临床意义远远不止是增加非胰岛素依赖型糖尿病的发病，更重要的是增加冠心病的发生。

（五）酶

酶是蛋白质，它能催化体内各种化学反应，对生物体的生理功能极其重要。老年人酶的诱导生成在体内不如年轻人快和及时。如在寒冷环境下可诱导肝脏生成酪氨酸转氨酶，以加速酪氨酸转氨基而形成乙酰乙酸和延胡索酸，后两者参加三羧酸循环则加快产热反应而抵御寒冷，老年人这种诱导效应的潜伏期明显延长，导致老年人怕冷和御寒能力差。

（六）无机盐

1. 钠和钾

随着人体老化，肾功能逐渐降低，钠、钾的调节幅度变窄，一旦发生病态，易引起电解质紊乱。由于肾功能降低，肾排钠减少，造成血清钠升高，易引起高血压、浮肿等病症。

2. 钙与磷

钙与磷是骨与其他硬组织的主要成分。实验证明，老年期出现的动脉硬化症和骨质疏松症都与钙摄取不足有关，故老年期的钙、磷营养补充问题，是很重要的课题。

（1）老化与钙代谢　老年人的钙代谢有两个特点：一是外源性，即从食物中摄取的钙不足；二是内源性，老年人肾功能降低，肾内产生的活性型维生素 D 生成减少，小肠对钙的吸收降低，是老年人钙缺乏的主要原因。老年人钙代谢还有一个特点是：骨骼逐渐脱钙，而软组织特别是血管钙含量则增加，一般认为这是成为动脉硬化的背景。

（2）老化与磷代谢　老年妇女雌激素分泌降低，导致降钙素分泌降低，因降钙素促进磷排泄，所以，降钙素不足，导致血磷升高。降钙素还具有抑制骨吸收的作用，其缺乏也是骨质疏松的原因之一。男性血磷则不因年龄增长而变化，而高血磷症可致活性型维生素 D 生成减少，所以，老年女性较老年男性更易发生骨质疏松症。

第四节　正确认识衰老，争取延缓衰老

人出生后都要经历"生长壮老已"，是任何生物的生命过程，是客观规律。所以，到一定年龄后，开始衰老是很自然的。要正确认识，泰然处之。按照 Button 的学说推算，人类的寿命为 100～140 岁左右，80岁左右开始出现衰老。实际生活中，多数人五六十岁就开始衰老了。然而，有的人八九十岁还精力充沛，如，德国大文豪歌德，82 岁时完成巨

著《浮士德》第二卷；俄国生物学家巴甫洛夫，85 岁时完成了一系列医学巨著；我国著名画家齐白石在 95 岁时仍在挥毫作画；我国现代杰出画家刘海粟 90 岁时还第十次登上黄山采风。这些事实告诉我们，只要正确认识衰老，力争延缓衰老是可能的。下面就人们通过研究和实践认为行之有效的延缓衰老方法作简要介绍。

一、练"乐"

可以保持情绪稳定，消除不良情绪，保证心理健康，是延缓衰老行之有效的方法，也是长寿老人的共同经验。关于怎样练乐、练乐的作用及乐的五个准则等，我们在以后的章节里将作详细介绍。

二、建立和保持合理的生活习惯

（1）生活规律，起居有常　养成一套规律的作息时间，持之以恒，形成有利的时间条件反射，可使人体内的各项生理活动形成节律，有利于中枢神经系统的调节平衡，避免不规律生活带来的不利影响，可以延缓衰老。

（2）劳逸有节，主动休息　将适当的体力劳动和适度的脑力劳动交替进行，无论是体力劳动或脑力劳动都要避免过度疲劳，即使打牌、游玩等娱乐也要有节，不能时间太长。要采取午休、静坐、散步等多种休息方式，一旦感到疲劳，主动休息，决不等到过度疲劳时才被动休息。

（3）营养合理，禁烟少酒　饮食要合理搭配，不偏食。为获得充足热量和合理营养物质，最好是"杂食"，细粮、粗粮、蔬菜、水果……样样都吃。吸烟对人有百害而无一益，现在研究所知烟草中对人有毒害的物质有 50 种以上，所以，老年人应该戒烟。酒虽可以活血化瘀，但多饮对人有害，对肝脏损伤尤其厉害。

（4）多参与社会活动，防止社会年龄老化　多与人交流、多参加老同学集会，多到亲人、朋友和邻居家作客，多参加力所能及的社会活动，定期与独居的老人联系，不仅有助于维持最佳心理功能，而且可以防止社会年龄的过早衰退和老化。

三、坚持体育锻炼

"生命在于运动"。进行体育锻炼能改善心肺功能，增强消化能力，提高代谢水平，给神经系统适宜刺激，延缓骨质损失，给心理带来好处，可以延缓衰老。老年人锻炼应避免从事剧烈运动，贵在坚持，经常活动，循序渐进，分阶段进行，因人而异，采取不同锻炼方法，定期与别人及自己作比较，增强自信心。

四、有病及时就医，定期体格检查

有不少老年人因感冒不在意，延误治疗，演变为肺炎，甚至导致死亡。老年人对病反应迟钝，一旦有症状，病已经不轻了，应该及时就医，不要拖。定期全面的健康检查，对健康状况有一个较量化的认识，可以针对情况制定不同的生活和治疗方案。既能防止疾病的发生，也能对疾病做出早期诊治。检查时间一般以每年一次为佳。

上述 4 个方面是大家公认的、行之有效的延缓衰老的方法，也是长寿老人的共同经验。

第五节　正确对待年龄，增进身心健康

人出生后，都要经历婴儿、幼儿、儿童、少年、青年、中年、老年各阶段。年龄怎样划分？何时算进入老年期呢？老年人怎样对待年龄？这对老年人的身心健康有着重要意义。年龄一般分为实际年龄、生理年龄、社会年龄和心理年龄。

一、实际年龄

人实际生存的年数，以"年"为指标划分。根据联合国的规定，60岁或65岁以上则进入老年期。每个人的实际年龄虽然相同，但是，由于其所处的客观环境千差万别，个人的体质以及其他各种因素的差别很大，所以，实际年龄并不能完全代表一个人的健康情况、生理功能、心理状况以及社会活动能力。例如，有的人已年过60岁，仍精力充沛，活跃在工作的第一线；有的人虽然才50岁，却已老态龙钟、疾病缠身，因病提前退休。

二、生理年龄

是以机体的各项生理指标为标准，进行年龄的划分。目前虽然尚无统一的标准，一般来说，人体的组织、器官或系统的功能改变，能比较明确地代表人的不同年龄阶段，是被公认的。例如，少女的月经初潮，标志着进入青春期；更年期妇女的绝经，代表从生理上进入老年期。对老年人来说，随着年龄的增长，各项生理指标都有明显的进行性老化，如：心搏出量减少、肺活量减少、脑电图和头颅 CT 出现相应的老年期改变等。但是，这些生理指标，是因人而异的，个体差异很大。所以，生理年龄与实际年龄是不同步的。生理指标、生理年龄可因心理因素、躯体疾病、营养代谢等原因，发生较快的老化或老化明显变慢。根据对长寿老人调查，长寿老人的共同特点是乐观豁达、情绪稳定、随遇而安、人际关系好。长寿老人的长寿经验告诉我们，心理因素是增进心身健康的关键，心理因素可直接影响生理年龄，心理健康可减缓生理年龄的老化。

三、社会年龄

因为人生活在社会环境中，并担任着特定的、各种社会角色，发挥着不同的作用，这种社会角色及其所特有的作用，代表着人的年龄阶段的区别，叫社会年龄。一个人的社会年龄虽然与实际年龄、生理年龄是密切相关的，但并不是完全同步的，有时可有很大的区别。孔子曰："三十而立"，意思是说，人到 30 岁，成家立业，从父母的庇护下独立出来，开创自己的事业，就是进入社会年龄的成熟阶段。一个人离、退休后，不再担当社会角色时，他的社会年龄就进入衰退阶段。但是，有的老人，虽已离、退休，却仍然担任着社会工作职务，参加各种社会活动，发挥着社会职能作用，他的社会年龄衰退就推迟了。甘罗 12 岁为秦使，而姜子牙 83 岁才出山，可见，社会年龄与实际年龄、生理年龄的区别是很大的。社会年龄可直接影响实际年龄和生理年龄，严重时，甚至可影响生命。有一位工人，退休前，工作和身体很好，退休后，整天在家里看电视，不参加任何社会活动，社会年龄迅速衰退老化，一年后，明显出现呆滞，她的儿子带她到医院就诊，颅脑 CT 诊断为大、小脑萎缩，内科诊断为老年性痴呆。第二年失去独立生活能力，第三年去世。另一位工人，身体多病，45 岁就提前病退了。退休后，他结交了一些老朋友，与大家一起下棋、钓鱼……天天都有社会活动，生活很充实，社会年龄比他工作时好像还年轻了，十几年后，他的许多病竟然好了。老年朋友们，一定要重视防止社会年龄的衰退和老化，要积极参加各种社会活动。

四、心理年龄

不同的年龄阶段有其心理特点共性，代表着心理年龄的指标，如，青少年心理特点是具有好奇心、渴求知识、活泼好动、积极向上；中年人心理特点是有事业心、为工作和事业奋力拼搏、争强好胜、好与人斗、对认定的目标孜孜不倦去追求、能承担挫折、不认输；老年人的心理特点是"服老"，凡事不与人争、不再争强好胜、失去上进心和活力、出现"力不从心"的心理、不愿意学习新知识、不愿意接受新事物、认为"老了"、容易产生自卑、抑郁和猜忌、常有孤独感。心理年龄影响着一个人的精神面貌、行为举止，同时也影响一个人的生理年龄和社会年龄，直接影响着人的身心健康。心理学家认为，抑郁心理是生命的第一杀手；生活失去活力可使生理年龄加快老化；猜忌和自卑能造成人际关系紧张和不和谐；"孤独"可加快社会年龄的老化。所以，我们应该防止心理年龄的衰退和老化。

第六节　防止心理年龄衰退和老化

上文我们讲过，心理年龄的衰退和老化能直接影响生理年龄和社会年龄，影响身心健康，甚至可以危及生命。要防止心理年龄的衰退和老化，首先必须了解心理年龄衰退和老化是由哪些因素造成的。造成心理年龄的衰退和老化主要有两个方面的原因，即身体的老化和心理（精神）的老化。

一、身体的老化

1. 细胞

人体随着实际年龄的增加，细胞在数量上明显减少。经研究测定，细胞数从 20~40 岁开始减少，至 70~80 岁，急剧减少。脑、肾、肺及肌肉等系统的细胞数下降可达 40% 左右。尤其是脑细胞的减少，造成老年人将自觉不自觉地产生心理改变。但是，脑细胞的减少，不一定必然引起心理年龄的衰退和老化，因为人的脑细胞约有一百四十万左右，而人的一生仅仅利用和代谢了 20 万~30 万。有一百万左右的脑细胞没有启用。还有极大的潜力和代偿能力。只要我们注意练"乐"、情绪愉快、心胸豁达、经常锻炼，就可以启动那些"备用"的脑细胞，防止心理年龄的衰退和老化。

2. 各系统生理功能的老化

（1）心血管系统　主要表现在心肌收缩力减弱，心搏出量下降。据研究报道，老年人每增加 1 岁，心搏出量减少 1%，至 80 岁时，心脏功能减退达 35% 左右。因此，老年人经常发生心功能代偿不全而产生"力不从心"感，造成心理年龄的衰退和老化。但是，有些老年人，到 80 多岁，心功能减退并不明显，仍能爬山，并且不亚于年轻人。他们的心理年龄就很年轻。可见，只要注意锻炼，心功能的减退也是可以延缓的。

（2）消化系统　人老之后，肠胃、肝胆和胰腺等器官的功能减退，均可引起消化不良、腹胀、便秘或腹泻等。使人感觉"老了"，导致心理年龄的衰退和老化。但是，有些老年人到80多岁，饮食和消化都很好。说明平时只要注意饮食有节，讲究卫生，不吸烟、不饮酒，消化系统的衰退也不是绝对的。若你吃东西和年轻人一样，心理年龄自然就年轻了。

（3）呼吸系统　一般说来，从40岁起呼吸功能开始下降，80岁肺活量下降可达25%。由于老年人呼吸功能减退，稍有不慎，很容易患感冒，并且易继发肺炎、老慢支、肺心病、肺脑病等，从而导致心理年龄老化。但是，很多老人肺功能很好，可以参加长跑、爬山等运动，这些老人心理年龄就不容易老化。所以，我们只要不吸烟，保持经常锻炼，也可以保持肺功能的健康，从而防止心理年龄的衰退和老化。

（4）泌尿系统　随实际年龄的增长，肾脏的老化一般比较明显，表现在重量减轻、肾小管和肾小球萎缩，70岁时重量可减少20%～30%，肾小球数目可减少1/3，造成肾功能下降。但是，每一个肾约有130万个肾单位（每一肾小球和肾小管的泌尿部构成一个肾单位），而人的一生启用的肾单位还不到1/3，有的人切掉一个肾脏，仍可正常生活，所以，肾脏的代偿能力和潜在能力是极大的。只要注意经常锻炼、保持良好的、愉快的心理状态，就能启用那些"备用"的肾单位，不表现泌尿系统的老化。心理年龄也随之不出现衰退和老化。

（5）内分泌系统　随实际年龄的增长，内分泌系统的老化十分明显，特别是性腺，女性的卵巢萎缩、停止排卵、绝经，由于雌激素水平的下降，还会出现体力及精力下降、心情烦躁不安、出虚汗、潮热等症状，称为更年期综合征。这是一个过渡的过程，经过一段时间，又会在新的激素水平下达到新的平衡，一切恢复正常。那些百岁女性老人，绝经后生活的时间比她有月经时还要长得多，说明更年期并不代表一定是"老"了。许多人到更年期后，就认为自己老了，造成心理年龄的老化。若明白了内分泌是经常处在一个"动态平衡"之中，乐观处之，泰然处之，就可防止心理年龄的衰退和老化。总之，身体的老化，可直接影响心理年龄的老化，但是，又不是绝对的，只要有一个正确的认识，乐观对待，又可以调动人体的潜在能力，启动"备用"部分，不仅可以防止心理年龄的衰退和老化，还能延缓身体的衰老。

二、心理的老化

众所周知，随着实际年龄的增加，老年人的记忆逐渐减退。记忆是一种心理活动，是把感知到（如，看到、听到、触摸到）的各种外界事物记住（或叫保持），并在以后需要时可以认知（再认）和回忆（再现）的过程。记忆既然是一种心理活动，记忆逐渐减退，必然导致心理年龄的衰退。这是自然规律，不可抗拒，但是可以利用，可以让记忆不减退或延缓减退。记忆是可以锻炼的。年老了，只要不停地思考、锻炼自己的记忆，记忆不一定随年龄的增长而减退。如，唐代著名诗人高适，"年过五十，始学为诗"，虽然五十多岁了才学作诗，后来他的诗不仅写得好，而且到他死时，已有诗集二卷。据记载高适的诗"每吟一篇，已为好事者传诵。开、宝以来，诗人之达者，惟适而已。集二卷"。近代，发明英语"逆向法"的钟教授，四十几岁才学英语。这些人的记忆并没有明显的减退。说明只要我们在记忆上不要"服老"，注意加强记忆的锻炼，记忆是可以不减退或延缓减退的，从而防止或推迟心理年龄的老化。前面我们讲过了，我们的一生仅仅启用了脑细胞的 $1/5 \sim 1/4$，大量的脑细胞是处在"备用"状态，这就是高适、钟教授为什么到老了记忆不减退的原因。

第七节　日常生活保健

一、适应自然，顺天避邪

自然界的阴阳消长运动，四季的交替，直接影响着人体阴阳的盛衰、气血的运行，人体必须适应自然界的这种变化，才能维持正常的生命运动。

《素问·四气调神论》提出要"顺四时而适寒暑"，即要掌握自然变化规律，主动适应自然变化。并提出了"春夏养阳，秋冬养阴"的四时顺应原则。老年人的自身调节能力差，更应注意四时气候的变化，如寒冷之时及时加衣，以免受寒，炎热之时尽量减少太阳暴晒，防止中暑。

除了注意自然界阴阳消长、气候变化外，在日常生活中，老年人还应注意环境污染。环境污染对人类健康产生特异性和非特异性损害。非特异性损害主要指降低人体抵抗力，特异性损害则包括致癌、慢性中毒等。如工厂、炉灶，以及吸烟等排出的一氧化碳、煤焦油、尼古丁等可促进中枢神经系统老化，诱发气管炎及癌症。苯及其衍生物对人体的骨髓有毒害作用，造成骨髓抑制，并且有致癌作用。电离辐射对机体也产生损伤，可使机体自由基产生增加，导致体内的脏器和组织受到损伤，电离辐射还可能使染色体的 DNA 片段畸变等。因此，电离辐射易加速衰老及诱发癌症。很多电器可产生电离辐射，如电视等，因此，老年人应避免过多地看电视，并且注意离开电视屏幕一定距离，减少电离辐射。

二、起居有常，劳逸适度

老年人的起居作息，必须按时、有规律。《素问·上古天真论》指出："饮食有节，起居有常，不妄作劳，故能形与神俱，而尽终其天年，度百岁乃去，……起居无节，故半百而衰也。"指明起居一定要适当安排，具有规律性。这样在内可调节形体，培养正气，在外可适应四时阴阳寒暑的变化，避免邪气侵袭，从而有利于健康长寿。老年人生活了几十年，大都有自己的生活作息规律，只要这种规律无损健康，可遵循下去。一般来说，老年人宜早睡早起，不要黑白颠倒、夜里不睡、白天睡大觉。

人到老年，一定要坚持运动。劳动和体育锻炼都是运动。适当劳动，既能发挥老年人的余热，为社会做贡献，也是养生的重要组成部分。孙思邈指出："身体常小劳，则百达和畅，气血常养，精神内生，经络运动，外邪难袭。"即说明适当的劳动能调节精神，消除疲劳，使经脉通畅，气血运行，增强机体抵抗力。但应注意不要过劳，过劳则耗伤元气，损伤气血，反而致"筋骨疲竭"，加速老年人的衰老。体育锻炼同样能和畅气血，生发元气，使筋骨柔顺，且很多体育运动项目颇具乐趣，能愉悦身心。

体育锻炼的方式很多，如：梳头、擦面、扣齿、舔腭、咽唾液、呵浊、提肛、保健按摩、各种气功、太极拳、八段锦、跳舞、健身球、步行、郊游、钓鱼、游泳、慢跑、各种球类等。可根据自己兴趣和条件任意选择。同时注意，体育锻炼要持之以恒，养成有规律的习惯，才能收到良好效果，才能使机体的生理活动有节律性。美国著名运动医学家库珀博士指出："如果你不能有规律地运动，那你倒不如不运动。"同样，体育运动也应适量，忌运动造成疲劳，忌从事高度对抗性及过度剧烈的运动。下面介绍运动对各系统的影响。

（1）运动对心血管系统的影响　由于运动，心跳加快，心肌收缩力加强，心搏出量增加，毛细血管扩张，血管周围阻力加强，血流速度加快，促使脂类代谢增快，减少脂肪在血管壁上的沉积，保持了血管的弹性，从而改善心肌缺血状况。大量资料表明，经常坐着工作的人其心肌梗死的发病率比体力劳动的人明显增高。有调查表明：汽车司机的心绞痛、心肌梗死的发病率和死亡率均高于乘务员；运动量大的邮递员冠心病发生率少，而运动量较少的话务员冠心病发生率高。

（2）运动对呼吸系统的影响　运动不足，肺脏中的肺泡有一半左右处于相对关闭状态，使吸入的氧气减少，造成氧供给不足，致使组织产生一系列的代谢障碍。运动时需要消耗一定的能量，能源物质转换成能量需要氧的供给。运动时吸入氧气量明显增加，二氧化碳排除量增多，并刺激化学感受器，反射性地使呼吸加快加深，肺泡等活动加强，使更多的肺泡参与交换，血含氧量增加，使氧化过程改善，促进了新陈代谢，提高了机体对环境的适应能力和抗病能力，从而推迟了老化过程。研究表明，体育锻炼能明显改善老年人肺的通气功能，同时能提高老年人的无氧阈，使活动耐力增强。

（3）运动对消化系统功能的影响　随着年龄的增长，胃肠道功能也和其他系统一样，功能逐渐减弱。运动时呼吸加快加深，膈肌升降幅度加大，加强了胃肠血液循环促进的消化液的分泌，增强了消化吸收功能，胃肠功能的加强，可预防胃肠道疾病的发生，还可增加和改善肝、胆、胰、脾功能，由于全身新陈代谢旺盛，推迟了衰老过程。

（4）运动对神经系统功能的影响　运动时身体各部的肌肉群有规律而协调地收缩，使兴奋与抑制、传导和反应等得到协调和统一，关节及内脏、器官也有节律地紧张与松弛，这些刺激对大脑是一种极好的刺激和锻炼。这种锻炼可提高神经和大脑活动的强度、敏捷性、准确性及均衡性，调节大脑的工作状态，消除脑力劳动后的紧张与疲劳。因运动可改善脑部的血液循环，改善脑供氧状况，促进了脑的新陈代谢，增强脑细胞的活力，故经常性的有规律的锻炼有延缓神经系统衰老的作用。

（5）运动对运动系统的影响　运动使肌肉产生有节律的收缩和舒张，经常运动能使肌纤维变粗、坚韧，肌肉粗壮，收缩有力。肌肉中贮存的蛋白质及糖元增加，骨外层的骨质密度增加，从而延缓骨质疏松、脱钙等过程，使骨质坚固，抗折断、弯曲，压缩能力增强，防止脊柱及下肢的畸形与僵化。经常适当的运动增强了关节韧带和肌腱的弹性和灵活性，从而使动作协调、准确、灵活、耐久、工作效率提高。运动时肌肉中的糖元因氧化产热而消耗加快，故能防止身体发胖。总之，通过有规律的运动，延缓了器官的老化过程。

（6）运动对泌尿系统的影响　肾、输尿管、膀胱、尿道组成了泌尿系统，其主要功能是吸收和排泄。人体新陈代谢所产生的废物绝大部分靠肾脏排出体外。坚持体育锻炼，可改善肾脏将废物从血液排出体外，提高肾脏排泄代谢废物的能力，还能加强肾脏对水及其他对身体有益物质的重吸收，有利于保持人体内环境的恒定，维持水与电解质的平衡，维持泌尿系统的正常功能，从而起到推迟泌尿系统乃至整个机体老化的进程。

三、饮食有节，戒除偏嗜

饮食有节，一是饮食要有节制，即要适度，包括质和量两方面的适度。质的适度即营养适度，蛋白质、脂肪和糖不是越多越好，老年人可多吃些素食，这样可防止肥胖，延缓动脉粥样硬化的进程，还能促进胃肠蠕动，防止老年性便秘的发生。荤食应搭配合理，既要吃一些植物蛋白、植物脂肪丰富的食品，也要适当吃荤食，如瘦肉、鱼类等。特别是鱼，有助于降低胆固醇。量的适度即不可过饥过饱，老年人以八成饱为宜，尤其是晚餐。二是饮食要有节律，即一日三餐要定时。

饮食宜丰富多样，以满足身体对各种营养物质的需要。在合理平衡的原则下，适当控制热能、脂肪，尤其动物性脂肪的摄取，蛋白质要适当优质，多吃新鲜蔬菜、水果以满足身体对无机盐和维生素的需要。少吃食盐和食糖。并注意经常摄取含膳食纤维较多的食物，适量补充水分。根据老年人的生理特点和营养需要，我国老年人的膳食组成可概括如下：

（1）粮食（米、面、薯类）300g 左右。

（2）动物性食物：瘦肉（畜、禽肉）50g，鱼类（鱼、虾、贝类）75g，这两者可相互交替，取代食用，蛋类 50g，鲜奶 225g。

（3）豆制品 100g。

（4）蔬菜 250～300g，水果 100～150g。

（5）植物油少于 25g。

（6）食糖（包括蜂蜜）少于 25g。

（7）食盐（包括酱油及腌制品中的盐）少于 8g。最好 3～5g。

饮食有偏嗜者必须戒除。必须戒烟，烟中含大量尼古丁、烟气、焦油等有毒物质。酒，基本戒酒，偶尔少饮一点也可，但不能饮烈性酒，不可每日贪杯。老年人饮茶有益，但不宜贪饮过浓的茶，睡前更不宜，以免影响睡眠，因茶中含有咖啡因。

总之，合理饮食、适当运动、戒烟限酒、心理平衡是"健康的四大基石"。"平衡是金"，要做到饮食平衡、心理平衡、劳逸平衡、关系平衡。

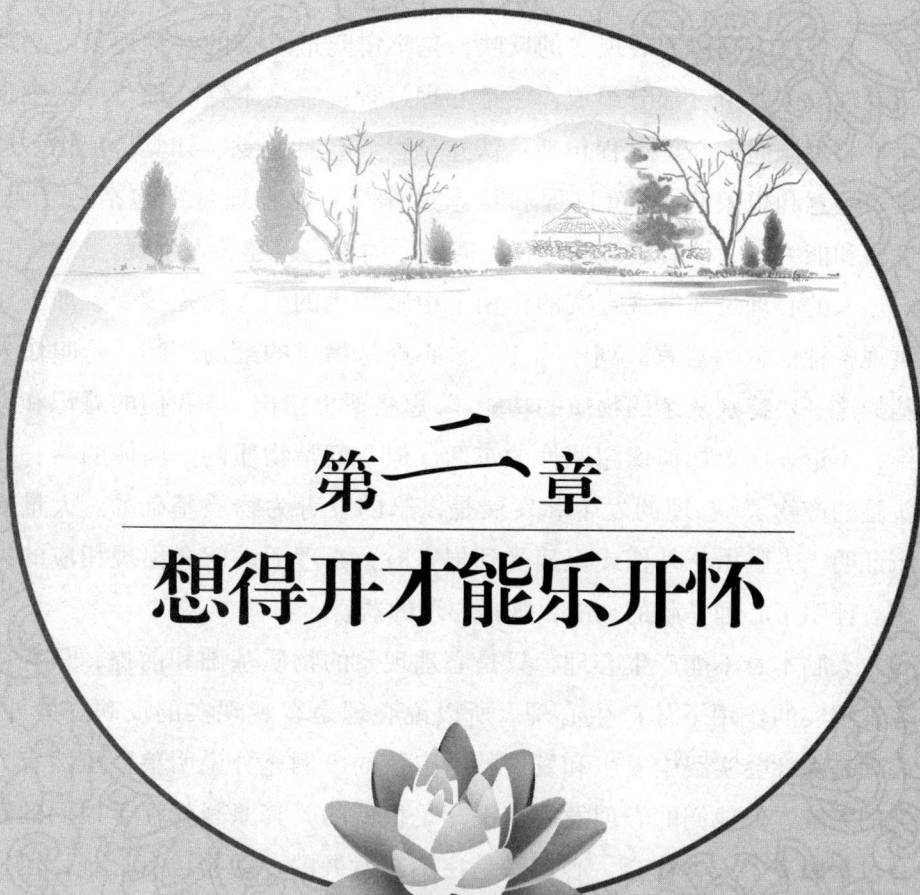

第二章
想得开才能乐开怀

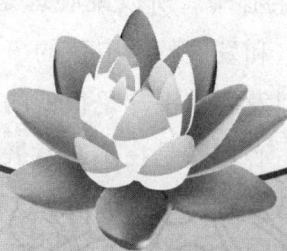

第一节　心理的含义

心理是人脑对客观现实的反映，是宇宙间最复杂的一种现象。心理活动现象主要由三部分组成：一是心理过程；二是个性心理特征；三是个性心理倾向。心理过程包括：认知过程（包括感觉、知觉、记忆、思维、注意和想象），感情过程和意志过程。个性心理特征包括：气质、性格和能力。个性心理倾向包括：需要、动机、兴趣和人生观。

人的心理是在客观现实的作用下由脑产生的。人脑是接受、加工和重现各种信息的器官。列宁指出："心理是物质的最高产物，是叫作人脑的这一块特别复杂的物质的功能。"恩格斯也指出："我们的意识和思维，不论表面上如何像超感性的东西，但它们是物质的、肉体的器官即头脑的产物。"心理的发生和发展是以脑的发育为物质基础的。大量临床证明，人脑由于外伤或疾病受到损害时，心理活动就会出现相应的失调。证明了心理是脑的功能，脑是心理的器官。

人脑本身不能产生心理，只是心理现象的物质基础和前提，只有在客观现实的作用下才产生心理。所以说心理是客观现实的反映。另外，心理是在社会实践中发生和发展的。狼孩的事例充分说明狼孩虽然有人类的大脑，但他们的心理发展水平却是很低的，其原因就在于他们的发育过程脱离了人类社会。心理又是在不断发展的，动物也有心理，但发展水平较低，人的心理已发展到高级水平。这种心理已进入意识的范畴。人的心理和动物的心理不同，首先，人的心理不是机械地反映客观现实，而是一种能动的、变化着的过程；其次，心理反应总是由外部作用通过内部特点折射形成的。因此，不同的人甚至同一个人在不同时间和不同条件下，对同一客观事物的反映也不完全相同；第三，人的心理不仅受生物规律的制约，还受到社会环境的制约，社会历史条件、经济发展水平均影响着人的心理。

总之，感觉、知觉、注意、记忆、想象、思维、情感、意志、性格、气质、能力、动机、兴趣等都是人的心理。这些心理活动都是客观现实在人脑中的主观反映。

第二节　老年人的心理特点

一、影响老年人心理的因素

在人的一生中，心理从简单到复杂，从不成熟到成熟，在不同的年龄阶段，具有不同的特征。这一方面要受生理器官（主要是脑）的制约，另一方面又要受社会环境、生理变化、自然环境的影响。衰老过程的心理变化是一个复杂的问题，不仅和老年人的生理、情绪、智力的发展有关；也和老年人的社会角色、文化和传统的期望有联系。下面就影响老年人心理最明显的因素简述如下。

1. 老年人的生理变化

（1）感觉器官的衰退　老年人的感觉器官逐渐衰退，这是普遍现象，如随年龄的增长，眼的瞳孔逐渐变小，睫状肌变得松弛无力，晶体透光度降低，视网膜中色素沉积，这样引起视力下降，产生老花眼。其他如耳、鼻、舌、皮肤等感觉功能也都逐渐衰退。这些感觉器官的衰退，无疑会影响到老年人的感觉能力的降低。

（2）运动器官的衰退　随着年龄的增长，大肌肉的力量逐渐减弱，肌肉紧张度增高，于是产生行走不便、手指颤抖、运动及动作不灵活等表现。

（3）内脏器官的衰退　循环、呼吸、消化等系统都逐渐老化，同时出现内分泌的改变，免疫功能下降，因此疾病增多，这些都对老年人的心理产生影响。

（4）脑的衰退　脑主要是由脑细胞组成，从 30 岁左右起，脑细胞数量逐渐减少，60 岁以后减少的倾向更加明显。据研究：70 岁的脑重量只有青年时期脑重量的 95%。脑细胞减少，脑脊液增多，树突萎缩变短，脑体积变小，重量减轻。人脑是心理的器官，心理是脑的功能，心理器官的老化，使心理功能减弱。这是绝大多数人生理与心理同步老化的主要原因。

2. 老年人的环境变化

人所朝夕相处的环境，不外乎是社会和家庭，而进入老年期后，这两方面都逐渐发生变化。

（1）社会环境的变化　离退休干部离开了原来的工作岗位后，生活情况骤变，难免对往日流连。尤其是领导干部，昔日"众星拱月"，而今"门可罗雀"，岂能心如止水，无动于衷。即使一般干部，生活习惯突然改变，昨日还起早贪黑，今朝便空闲无事；当教师的离开了他们的学生；当工人的离开了他们的机床；医生不再为病人开处方、做手术；工程师不再设计、绘图，不再亲临施工现场……关闭在个人小天地之中，社会交往减少了，社会角色、社会地位都发生了变化。从高级神经活动的规律来看，由于环境的改变，旧的动力定型遭到破坏，新的动力定型尚未建立，还不能很好地适应离退休后的生活环境，所以，有的人常出现所谓的"老年离退休综合征"。此症的主要表现是精神无所寄托，坐卧不安，心烦意乱，无所事事或情绪抑郁、失眠、心悸等。一般说，女性适应快，而对事业心强、好胜心强、终日忙碌、无心理准备而突然退职者，症状表现偏重，需要一定的时间才能适应。

（2）家庭环境的变化　壮年整日为儿女操劳，而到了晚年，儿女皆已长大成人，儿女或自立门户或留在身边。自立门户者，自然难以照顾二老；留在身边的，也还有小夫妻自己的事，总之，是不能尽解二老离、退休后的寂寞。子女成才还好，若不成才，不能自立，则增加老人精神上的压力、甚至使老人经济困难，则更无力、无处、无机会去争取解决。在社会已是离群，在家庭也不宜索居。若二老只余其一，孤独感、忧郁感便会如影随形，"举杯邀明月，对影成三人"，此情此景，怎能不对老年人的心理健康产生影响呢！

二、老年人的生理、心理特点

1. 感觉和知觉衰退

感觉和知觉能力是人与环境交往的基础，这方面的衰老性变化，对老人生活的影响很大，进而影响老年人的心理。

（1）视觉　随着年龄的增加，人的瞳孔逐渐变小，如瞳孔直径从20岁时7.5mm降为85岁时的4.8mm；晶状体透明度降低，逐渐变黄，厚度也增加。这些变化，使能够到达视网膜的光亮大为减弱，导致视觉感受性降低。比如，从一个标准白光源到达视网膜的光量，60岁老人只有20岁青年人的1/3。美国的盲人中有半数是65岁以上的老年人，这说明衰老是致盲的重要原因。

最普遍的衰老变化乃是视力老花。由于老年人晶状体的调节功能下降，降低了对入射光线的折射，造成聚焦困难，从而使视网膜成像的清晰度下降，成为老花眼。我国的有关调查发现，60岁以上的老年人中，屈光不正造成视力减退者为47.9%，其中绝大多数是老花眼。人类晶状体的屈光度从5岁的20D，降至60岁左右的0.5D。而且，人的颜色辨别能力在20岁以后逐渐减退，这在颜色谱带的蓝端更为明显。

（2）听觉　老年人的听觉缺陷比视觉缺陷更多。有人曾使用听力计对各种年龄阶段的人进行听力测定，发现听力随年龄的增长在衰退，而且这一衰退程度，高音比低音更严重。据研究，对语音的理解在20～50岁时相对稳定，到80岁时，下降25%或更多，而对复杂和速度快的语音理解，衰退更明显，其中男性又比女性为甚。

老年人对日常生活中遇到的句子很少误解，而对很少听过的内容，则理解比年轻人差得多。如果在有其他干扰声音（如有他人说话或无线电广播等）的情况下，这种障碍表现得更突出。

（3）其他感觉　如味觉、嗅觉，也都随着衰老而减退。

因此，有的老人常常埋怨自己眼花、耳聋、吃东西没有味道等。久而久之，还可能使老人与周围环境隔离开来，产生一种认为周围的一切都与自己无关的孤独、淡漠感。随着孤独感的加剧，常常容易出现无故发怒，夸大自身疾病，乃至多疑、抑郁等心理反应，长期卧床的老人，更是如此。

2. 反应与动作减慢

对事物的反应慢，是衰老的一大特点。如果是一种需要以很快速度去完成的活动，老年人做起来显然要比年轻人慢些。虽然其中肌肉的限制起着很大作用，但研究发现，老人行动慢的主要原因并非是肌肉的因素，而是由于做出决定来指导操作以及检查这种操作活动需要花费的时间更多。老人往往要审视刺激，然后再做出反应。如果允许他尽量审视的话，他虽然比年轻人慢，但较仔细，错误较少。可见，如果不允许他们这样做，则老人会比年轻人做得更不准确。所以，老年人往往很难适应要求很快做出决定或者步调很快的工作。在西方，老年人的交通事故发生率特别高，就是由于他们不能很快地做出判断、拐弯不当、不能适时启动或制动的缘故。

老年人钓鱼是锻炼快速反应的很好方法，因为浮漂一动的瞬间，就要提竿，这种反应要求是很快的。钓鱼也是一种锻炼和娱乐。另外，日常生活中有很多方面，并不需要迅速做出反应，如阅读、写作、栽花、养鱼等，老人可以做得很好。所以，他们的晚年生活中仍有许多可以从事的活动，不必为自己的反应迟钝和动作缓慢而烦恼。

3. 记忆与学习效果差

平时可以看到一些老人，把老花眼镜架在鼻上而到处找眼镜，或刚在桌子上放下一串钥匙，一转身就忘了；昨天做些什么事，讲过什么话，往往都不能记住。这就是近事记忆减退的结果。但是，老年人却往往可以清楚地记得幼年时某一天所穿的衣服，或者可以详细地叙述他祖父的某些佚事，这又是远事记忆良好的证明。

老年人的机械记忆力明显下降。如让记忆无意义的人名、地名、日期、电话号码等，都不容易记住。其次，如果要背的数字或字母位数多了，如9位或10位以上，则老人的这种能力也不如年轻人。另外，老年人倒背数字的能力比年轻人就更差。国内曾有人报道有文化的老人倒背数字的能力只有年轻人的68% ~77%；而无文化的老人则仅达年轻人的21% ~37%。这是由于顺背数字和倒背数字的心理过程不一样，倒背需要先把数字按原来顺序记在脑子里，然后依次把它颠倒过来，这就需要信息的贮存、提取和一定的组织加工。一般来说，老年人很难同时进行两项工作。在分散注意的情况下，这种记忆减退会表现得更为明显。

老年人的注意力难以集中。由于老年人大脑皮质兴奋性逐渐减弱，因此注意力难以长时间地集中。注意转移较迟缓，注意的分配越来越失灵，以致常表现出顾此失彼、手足无措。老年人过交通拥挤的马路，容易发生事故，往往是由于注意力转移迟缓、注意力分配失灵、行动缓慢不灵活所致。

由于记忆的减退，注意力难集中，部分老年人也表现为学习困难。有关的研究发现，老人的学习效果与他所学材料的呈现速度有关。当呈现速度慢时，老年人的学习成绩会好些。如果学习节奏较快，允许他做出反应的时间较短，老人的学习成绩就差些。这主要是由于老人从记忆库存里提取信息的速度慢。然而，即使让他们自己掌握学习步调，也还是有年龄差别的，只是差别小些而已。

学习成绩还与内容有关，如果学习的内容与老人生活经验有密切关系，与他们可以理解的意义联系，老人学得可以几乎和年轻人一样好，有的甚至更好。这是由于除机械记忆外，还有大量的意义记忆（即理解的记忆），而老年人由于知识经验丰富，理解力强，因而意义记忆并未下降多少。但如果内容不熟悉，甚至几乎是全新的事物使他觉得茫然、奇特，那么老人就会学得比年轻人差得多。此外，如学习的新观点和他过去的看法有矛盾时，老年人常常不容易接受，这就是过去的已有经验会妨碍老人对新事物的认识与学习。但无论如何，老人虽然学得较慢、较困难，毕竟还保留相当的学习能力，这就使老人还能继续做一些有益于社会和人类的工作。

4. 思维与智力的变化

人到老年时的思维能力有些什么变化，是人们非常关心的问题。虽然多年以来进行了不少研究，但迄今对此了解仍不充分，有许多问题在研究者中还存在不同意见。不过，有不少实验结果表明：概念学习、解决问题与逻辑推理等高级心理过程的效能到老年时有逐渐衰退的趋势。许多老人常常抱怨自己已经不能像早先那样很好地思考问题，也反映出这种情况。然而，人在老年时思维能力的衰退到底是认知结构的变化，还是作业能力的变化，目前尚有争论。并且，这种思维的衰老趋势，在个体间存在明显差异，也就是说，有的人思维和解决问题的能力到老年时有明显的衰退，有的人却能始终保持较高的水平。这固然有生理功能的原因，但是与生活方式和生活态度也有很大关系。思维能力也和其他能力一样，服从"用进废退"的原则。如果到老年时仍然经常思考问题，关心和研究周围事物，这种能力多能较好地保持。

关于人的智力是否由于年老而逐渐衰退的问题。智力是大脑的功能，由人们认识和改造客观事物的各种能力有机地组成，主要包括注意、观察、想象、记忆、思维、实践操作活动和适应环境等方面的能力，其中以思维能力为核心，它保证人们有效地进行认识和实践活动。一个人由于不断地获得经验，随着年龄的增长，在有些方面，可能反而变得聪明起来。故有人认为，老年人仍然保持创造力。年轻人所具有的惊奇感、变通性、创造力和好奇心，到了老年并不一定会下降。

较有说服力的是，心理学家霍恩和卡特尔将智力的不同方面归纳为两类，即：晶态智力和液态智力。晶态智力主要是后天获得的，它与知识、文化和经验的积累有关，比如知识、词汇和理解力等，成年后，这些智力保持稳定，甚至还有所改善。液态智力主要与神经的生理结构和功能有关，而与知识和文化背景关系较小，比如知觉整合能力、近事记忆力、思维敏捷度以及和注意力、反应速度有关的能力等。这些能力在成年期达到高峰阈，由于大脑、神经系统、感觉器官和运动器官的生理结构和功能的衰老，随着年龄增长较早就出现减退。因此，目前根据这个理论，对老人的一些智力问题，还是比较容易理解。

总的来说，有关智力衰老问题的争论目前比较一致的看法是，许多智力功能（"晶态的"）直到50~60岁，并没有衰退，70岁以后，即使衰退也并不显著；而另一些智力功能（"液态的"），则在较早就开始减退，而且减退的速度也较快。可见，晶态智力与液态智力的变化不是平行的，所以不应笼统地说智力随年龄增长而衰退。事实上，智力的发展是一个很复杂的问题，它受到很多因素的影响，与教育、职业、健康状况、性格等都有关系。比如有的研究观察发现，工作顺利，有成就，生活和家庭环境满意，会使智力衰退大为推迟。在青少年时期具有较高智力水平的人，在老年时，他的智力水平也较高。脑力活动的锻炼对智力的发展也有影响，经常用脑的人，其智力的衰退也会推迟。

5. 老年人的情感

情绪和情感是人的需要是否得到满足而产生的内心体验。人的需要很复杂，从需要的起源看，有生理性的需要和社会性的需要；从需要的对象看，有物质的需要和精神的需要等。所以人的感情也就极其复杂。研究表明：老年人与中、青年人在情绪的体验、表现和控制方面都没有什么本质的差别，只是在关切自身健康情况方面的情绪活动强于中、青年人。因此，如果老年人的需要得到满足，一般来说情绪是积极乐观的，但如果老年人不能适应已改变的社会角色、社会地位，以及经济情况、家庭变化等，就会产生消极情绪，如急、悔、怨、恨、恼、怒、烦、悲等。我国一些心理工作者对部分离、退休干部的调查结果表明，绝大多数老年人未出现衰老感、孤独感、寂寞感和忧郁感，半数以上的老年人报告自己的心理状态很好或较好。而对住院患者或经济条件较差的老年人进行调查，则出现孤独感、忧郁感、疑病感的人数较多，而且随增龄而增多。由此可见，老年人情感的变化主要取决于他所处的生活环境的状况、需要的满足情况，以及本人的文化素养和个人的修养等。可以预言，随着社会经济的发展、老年人晚年生活条件的改善、个人修养的提高，老年人的情感活动和中、青年的差别将会越来越小。

6. 老年人的性格

性格是指一个人对现实稳定的态度和与之相应的习惯化了的行为方式。如有的人经常表现出勇敢、诚实、勤奋、大公无私、关心他人、谦虚谨慎等优良的性格特点；而有的人经常表现出怯懦、懒惰、自私自利、骄傲自大等不良的性格特点。性格是在人的生理素质的基础上，在社会、家庭和学校环境的长期影响下形成的，所以它具有稳定性。性格在青年时期形成后，若无特殊原因，总是具有稳定性和连续性。在进入老年后，一个人的性格类型基本上和中、青年时期保持一致。如有的人年轻时有勤劳的性格，到老时也闲不住；年轻时做事认真，到老年做事也会一丝不苟。所以，老年人的性格个体差异也很大。

传统偏见认为，老年人的性格特点是顽固保守、好猜疑、爱发牢骚、爱唠叨、自我为中心、孤独等。许多研究表明，随着年龄的老化，老年人的性格只有微小的变化，主要表现在性格从外向逐渐转向内向，如特别注意自己的身体，产生疑病感；其次表现在活动性降低，这是因为老年人体力减弱所致。一般说老人的性格，在总结了生活经验的基础上，变得更完善些，如过去处理问题急躁冒进，而现在处理问题变得沉着冷静了。老年人顽固保守、孤独、退缩并非年龄的原因造成的必然变化，而是因为老年人与年轻人出生的时代、文化背景和价值观不同所致。在现代信息社会，只要老年人能充满信心地生活，不断吸收新知识和新事物，跟上时代的脚步，决不会成为顽固保守和孤独的老人。

但应该指出，人的性格一经形成，虽然具有稳定性，但也具有可变性，老年人由于生理的老化、生活环境的变化，性格会有不同程度的变化，至于朝什么方向转化（积极或消极），这取决于两个方面：一方面取决于社会环境、经济条件、家庭环境；但更重要的是取决于自己的主观修养。那些长寿老人，大都是心理平衡、顺应自然、乐观豁达的慈祥老人。

第三节　衡量心理健康的标准

一、什么是心理健康

一个人的健康不仅仅是身体上没有疾病或虚弱状态，而是指在身体上、心理上、社会上，以及道德上的完满状态。从某种意义上讲，人生就是在不断地追求完满健康。身体健康大家已经比较了解，并且已经非常重视。每天早晨到处都可以看到有人在跑步、做操、打太极拳……说明大家都非常重视身体健康。然而心理健康尚未引起人们的足够重视，这可能与人们对心理健康了解的还不够有关。

什么是心理健康？可以这样定义心理健康：以积极有效的心理活动、平稳正常的心理状态，对当前和发展着的社会和自然环境保持良好的适应功能，心理（行为）不偏离正常并感到精神上舒适和满足。

二、怎样衡量心理健康

1. 自我感觉
①首先是良好的心境、愉快的心情。如果一个人长期感到不愉快，

就可以毫不犹豫地说，他心理不健康。心情愉快不仅是满足和享受，也是心理健康的重要标志。②其次是恰当的自我评价。恰当的自我评价是衡量心理健康的重要标准，自我评价过低，则产生自卑，自我评价过高，则产生自大，其实自卑和自大是一枚硬币的两面，都是心理不健康的表现。如果对自己的评价与现实偏差不大，就是相对的心理健康。

2. 效率

包括心理效率和社会效率。①心理效率是指一个人的聪明才智在他的生活和工作中是否能得到充分利用和发挥。如，一个人很聪明，但他在比赛或考试时就紧张，临场发挥不好，成绩不能反映他的聪明才智，这是心理不健康的表现。②社会效率包括工作（学习）效率和人际关系。工作效率高、质量好、发现错误能及时纠正，是心理健康的表现。而良好的人际关系是心理健康的标志，也是对健康的促进。

3. 回顾与展望

回顾过去能正确对待往事，展望未来有明确的目标，并能很好地自我调控，把理想变为切实可行的行动，则是心理健康的标志。

三、老年人心理健康的标准

中国科学院心理研究所吴振云教授通过对问卷调查和对老年人健康状况的综合评估认为，老年人的心理健康标准应包括5个方面：一是健全的个性，二是良好的社会适应能力，三是稳定的情绪，四是和谐的人际关系，五是认知功能基本正常。

（注：个性，是具有不同素质的人，在不尽相同的社会环境中所形成的具有一定倾向性和比较稳定的心理特征的总和。个性的结构主要包括两个成分：一个是由需要、动机、兴趣、信念、世界观等组成的个性倾向；另一个是由能力、气质和性格组成的个性心理特征。个性的基本特征有：①个性的稳定性；②个体的整体性，即个体的个性倾向性和心理过程作为一个有机体存在于一个人的身上；③个性的独特性；④个性的倾向性，故形成"物以类聚，人以群分"。）

第四节　怎样做到心理健康

心理健康是身体健康的前提和保证。心理不健康，必然导致各种疾病。现代研究证明，由于心理因素造成的疾病（称心身疾病）已有80多种，包括我们常见的冠心病、消化性溃疡、糖尿病、癌症等。所以，心理健康已经引起全世界的高度重视。怎样获得和保持心理健康？以目前研究看，其有效的方法包括以下几方面。

一、战胜贪欲，树立公心

贪欲即无休止地求取，是心理活动偏离正常的表现，是一种不健康的心理，也是犯罪的根源。贪欲之心是永远不会满足的，所以不会有真正的快乐。即使满足了需求的一瞬间，会产生一时的快乐，但是，很快又有新的求取，这一时的快乐顿时又消失了。随着求取得到东西的增加，怕有朝一日"事发"惹出"乱子"，又会产生一种不安的恐惧感。这种永不满足的贪欲和忐忑不安的复杂心情交织在一起，形成一种特殊的不健康心理。要战胜贪欲，必须树立公心。公心，就是奉献之心，就像教育家陶行知所说的"捧着一颗心来，不带半根草去"，有这样一颗心，你就乐意去做善事，乐于助人，每当你做了一件善事，精神上就会感到舒服，心里就会感到满足，快乐就会从心里油然而生。这种情感对健康是有益的，是健康心理。

二、战胜敌意，树立爱心

敌意是敌视心理，是一种不健康的心理表现。对别人怀有敌意，总是指责、埋怨别人，或是仇视别人，必然造成人际关系的紧张，从而造成两个结果，一是心情不愉快，二是心理效率和社会效率降低。这两点正是衡量心理健康的标准。同时，人际关系也是衡量心理健康的标准。用这三个衡量心理健康的标准去衡量敌意，都说明敌意对心、身都是非常有害的。要战胜敌意，必须培养和树立爱心。去掉敌意，有了爱心，就能"面带笑意，心平气和"，与别人交谈时就会"面传心意，口传心声"，周围的人自然而然就愿意接近你，与你笑脸相迎。有了爱心，就能改善人际关系，与周围的人和谐相处。爱心还能有效地搞好家庭关系。因为爱心能使你看到别人的优点和长处，克服自己的不足，完善自我。所以，树立爱心能使人"生乐""真乐""中乐""常乐""同乐"，是获得心理健康的有效方法和途径。

三、战胜消极，树立信心

消极是否定的、反面的、不求进取的、消沉的情绪，是心理不健康的表现。消极是自我评价过低，不能发挥自己的聪明才智，自我否定，总感到自己无用，从而大大降低了心理效率和社会效率。消沉的情绪导致心情抑郁。近代的研究证明，长期抑郁可导致免疫功能降低，从而诱发多种疾病。流行病学的调查发现，癌与长期心情抑郁有明显的相关性。可见，消极对人体的健康危害极大。要战胜消极，必须树立信心。信心是相信自己的愿望一定能够实现的心理，是一种健康心理。信心可鼓舞人，提高人的心理效率和社会效率。当有病时，由于有一定会痊愈的心理在支持着自己，这种心理可有效地提高免疫系统和内分泌系统的功能，有利疾病的痊愈。信心可使人心情愉快、心境良好，从而可以纠正抑郁情绪。

四、战胜孤独，融入群体

孤独是不合群、不愿意与别人来往、孤立无所依附的心理，是一种不健康的心理表现。孤独首先是心理上不愿意或不敢接触他人。"害人之心不可有，防人之心不可无"这句话没有错，但是应该看到，社会是由绝大多数好人和极少数坏人组成的，应该大胆放心地与人接触。人是一种社会动物，是不能脱离社会的。同时，社交是人的基本需要之一，失去社交本身就是一种病态。人的年龄分生理年龄、社会年龄和心理年龄，若社交减少，容易导致社会年龄过早老化，加重心理不健康。要战胜孤独，必须树立众心。众心即博大宽容之心，融入群体之心，善意助人之心。树立众心，就是树立共同之心，以心换心，心心相通，恢复人类从众之心，促进万众一心。众心是一种健康心理，有了众心，就不会感到孤独。

五、战胜迷信，相信科学

迷信是信仰鬼神等不存在的事物，是一种不健康的心理，不仅影响身心健康，有时甚至会自残生命。由于迷信而讳疾忌医，损害了健康，或由于迷信而产生心身疾病的例子多不胜举。多年来，迷信对人类的危害极深。战胜迷信，必须树立科学之心。树立科学之心，不仅要相信科学，重要的是学习科学知识。当然，宗教的信仰已经变成精神上的寄托和安慰，不影响正常的心理活动，不影响生活和工作，不属我们现在讲的迷信。

第五节　获得心理健康的途径

每个人都想健康长寿。长寿必须是健康的长寿才有意义。若整天疾病缠身，每天都在痛苦中挣扎，这样的长寿就没有价值。近代研究指出，由于心理因素引起的身体疾病有 80 多种，如中老年人的常见病：高血压、低血压、冠心病、阵发性心动过速、心动过缓、期外收缩、胃或十二指肠溃疡、溃疡性结肠炎、过敏性结肠炎、习惯性便秘、支气管哮喘、心因性呼吸困难、神经性咳嗽、偏头痛、肌紧张性头痛、自主神经失调症、心因性知觉异常、心因性运动异常、慢性疲劳、糖尿病、低血糖等。也就是说，中老年人的大量疾病是心理不健康引起的。怎样才能获得心理健康呢？

获得心理健康的途径主要有以下四个方面。

一、建立良好的人际关系

包括家庭关系、邻里关系、同事关系、朋友关系等。人际关系的好坏是心理健康的重要标志，是衡量心理健康的标准，同时也是获得心理健康的途径。怎样建立良好的人际关系，将在第二十一节"怎样搞好人际关系"中详细介绍。

二、修养"乐"的心态

这里指的乐是符合"五乐准则"的乐，即生乐、中乐、真乐、常乐、同乐。这个乐具体要求是："面带笑意，心平气和""慈祥愉快，自由自在""以乐求善，乐观充实"。这个乐，是面乐与心乐的和谐统一，它表达了一颗真诚的心、纯洁的心、无私的心、善良的心、友爱的心、宽厚的心、上进的心、乐观的心、宁静的心、奉献的心。这个乐，是促进心理健康的最有效的方法和手段，是通向心理健康的最简捷的途径，又是心理健康的具体表现。修炼乐的方法，是真心"装乐"，所谓"装乐"，是指调整情绪，使自己树立信心，产生乐的情绪，"装"意味着面乐心不乐，然而真心装乐会引发真乐。模仿乐的表情，可以激发大脑皮质产生相应的脑电波，从而达到某种程度的心乐。在日常生活中，不断装乐，即不断模仿"面带笑意，心平气和"，就会形成条件反射，使乐越来越自然，最后达到真乐。这个乐的水平，反映着心理健康的水平，乐的水平越高，心理健康的水平越高。

修养乐的具体方法，常用"战胜自我，自寻十乐"。

（1）知足常乐　要抛弃名利，心胸坦然，恬淡寡欲，清静无为，宁静志远。知足方能天地宽，轻松愉悦乐无边。

（2）天伦之乐　天伦之乐是大自然赋予人类的一大享受。家庭是社会的细胞，家庭和睦、夫妻恩爱、儿女孝顺、美满幸福，老年人生活在这种环境中，天伦常在，心情自然愉快。

（3）运动之乐　动则不衰，用则不退。运动创造人的智慧和技能，运动可增强体质、祛病健体。健康是乐的基础。许多运动本身就有无穷的乐趣。

（4）助人为乐　把帮助别人当作最大的乐事，这是中华文明古国的美德。由于帮助了别人，别人快乐了，反馈回来的信息是良性的、乐的，自己自然也会感到快乐。

（5）静中求乐　静乃安静、平静、清净。养身在动，养心在静。只有平心静气、勿急勿躁、心平气和，才能产生真正的乐，在清净中求乐。

（6）宽容之乐　宽乃心宽，容即容物，宽容是宽以待人，豁达开朗，腹容万物。宽容是积极接纳生活的一种乐观态度。它可使人心情愉快，不计较那些不愉快的事。

（7）忘年之乐　"忘年"是忘却自己的年龄，它是延缓心理年龄衰老的有效方法。不拘年龄和年轻人交朋友，唤起自己的童心，常常使人获得意想不到的快乐。

（8）忍让之乐　"让三分风平浪静，退一步海阔天空""忍让可贵，吃亏是福"。忍让一步，常能化解许多矛盾，消除烦恼，获得快乐。

（9）苦中求乐　不管风吹浪打，胜似闲庭信步。当处在逆境时，要豁达大度，要有安宁勤俭的精神，不怕吃苦，随遇而安，这样才能快乐。

（10）读书之乐　知识是人的精神食粮，书是人的良师益友。读书本身就有无穷的乐趣。

在现实生活中，只有不断追求新知识、博览群书、增加智慧、不断更新观念、接受新事物，才能很好地适应社会。对社会有很好的适应能力，本身就是快乐。

三、注意适当运动

生命在于运动，身体的健康从某种意义上讲依赖于适当运动。而心理健康与身体健康是互为因果、相互促进、相互依赖的。心理不健康，可引起心身疾病，反之，身体不健康，可导致心理不健康。所以，适当运动是心理健康的有效途径。心理健康的主要标志是对当前和发展着的社会和自然环境保持良好的适应功能，适当运动是使人适应自然环境的最有效的方法，也是促进心理健康的有效途径。这里强调"适当运动"，怎样衡量运动是否"适当"？可从两方面去衡量，一是自我感觉，运动后不感到不适或很疲劳，感到精神爽快、身体轻松，即使感到有些疲劳，通过休息，可以较快恢复；二是用脉搏衡量，运动后的心率不超过 180 减年龄，如你今年是 65 岁，$180-65=115$，你运动后的脉搏以每分钟不超过 115 次为"适当"。

四、拓宽兴趣，淡泊名利

兴趣是保持良好情绪的重要条件，而良好情绪是心理健康的标志。人的兴趣越广泛，适应能力就越强，心理压力就越小，心理就越健康。兴趣广泛，生活就感到丰富多彩，精神就轻松愉快。而老年人离退休后，离开了工作多年的环境，对许多事没有兴趣，这是影响老年人心身健康的重要原因之一，所以，老年人应该明白这个道理，主动拓宽自己的兴趣，如学习钓鱼、书法、绘画、跳舞等，以保持自己的心身健康。名利，如过眼云烟，生不带来，死不带去，不必为它自寻烦恼。名利是心理健康的大敌。不过，老年人对名利大都已淡泊，愿大家主动拓宽兴趣，做一个健康长寿、心理健康的老人。

第六节　情绪为何能影响健康

情绪是人对客观事物是否符合自身的需要而产生的态度的体验。任何情绪都是由某种事物引起的，人感受了这种事物后，产生什么态度，则因人而异，而且这种态度是可以调整、控制和改变的。在人的现实生活中，随时随地都会发生喜、怒、哀、乐、爱、恨等情绪的起伏变化，人的各种活动也无不打上情绪的印记。情绪为什么能影响健康？怎样影响健康？

　　早在 20 世纪 70 年代，我国研究针麻原理时，就发现了针刺后脑内会产生内啡肽，从而有镇痛作用。20 世纪 90 年代，美国学者用小白鼠做实验，抽取情绪激动、暴怒的人的静脉血，注射到小白鼠的体内，大量小白鼠很快死亡；而抽取情绪稳定、愉快的人的静脉血，注射到小白鼠的体内，小白鼠活得很好。进一步研究后，美国、日本等国家的心理学家发现，当人的心情快乐、幸福、充满了爱的时候，人的大脑里就会分泌内啡肽。内啡肽是一种类吗啡样物质，是一种激素，它不仅有很好的镇痛作用，而且可以使人感到轻松愉快、解除疲劳，增强人对自然和社会的适应能力，增进人的心理健康和身体健康。不仅如此，它还能解除某些有害激素的毒副作用。但是，当人处在生气动怒的时候，人的大脑里就会分泌另一种激素——去甲肾上腺素。去甲肾上腺素是一种 α、β 受体兴奋剂，能引起血管收缩、血压升高、心律失常、室性和室上性早搏，量大可引起肾动脉痉挛而致尿闭，是一种毒性很大、仅次于蛇毒的物质。生活中因暴怒引起中风死亡或心脏病突发死亡是常见的事。当人处在紧张的时候，人的大脑里又会分泌一种叫多巴胺的物质。多巴胺是去甲肾上腺素的前身，主要兴奋 β 受体，使血管收缩、血压升高，通过多巴胺受体，又可使内脏血管扩张，引起内脏出血，量大可引起呼吸加速、心律失常，也是一种毒性很大的物质。这些研究指出，人的情绪是通过在大脑里分泌各种物质（激素）来影响人的健康的。而人的情绪是可以自我调整、控制和改变的，因此，我们应该让自己尽量保持一种快乐、幸福、充满爱的良好情绪，让大脑多分泌一些内啡肽，不让它分泌去甲肾上腺素和多巴胺，以保持良好的身心健康。

第七节　心理健康与休闲

　　正确认识休闲、学会休闲、体验休闲，是老年人获得心理健康的有效方法，也是心理健康的标志和体现。一个不懂得休闲、不会休闲的人，很难说这个人的心理是健康的。

一、休闲的含义

休闲，从字面上解释是，余暇时的休息和娱乐。

美国研究休闲的学者杰弗瑞·戈比教授给休闲下的定义是：休闲是从文化环境和物质环境的外在压力下解脱出来的一种相对自由的生活，休闲能使个体以自己所喜爱的、本能地感到有价值的方式、在内心之爱的驱使下行动，并为信仰提供基础。

在我国，最早关注休闲问题的是著名学者于光远先生，他对休闲做过这样的描述：人喜欢有更多的时间由他自己支配，不带任何勉强，不把它视作谋生所需要，因而这种活动虽不属于休闲的范畴，但从本人来说会感到更多的兴趣……休闲活动比上面说的那些活动更为轻快，它没有什么任务要完成，带有一种享受的味道。同样是读书，作为休闲的读书，同为了以研究某一个课题、写一本书为目的的读书不一样，他带有随便翻翻、兴之所至的性质。作为休闲的谈话也与为了严肃认真地讨论问题或者进行事务上的洽谈不一样，它只是为了兴趣，人们把这种谈话叫闲聊。旅游与出差工作也不一样。

从心理上看，休闲是一种心平气和的、轻松愉快的、没有任何压力的心理状态。它能够使压抑的、紧张的、恐惧的情绪荡然无存。休闲在心理上有一种自由感，有一种享受和参与的体验。所以，休闲是修身养性的方法或说方式。

一个会休闲的人，往往能自觉地、主动地从压力和疲劳中解脱出来。以休闲的心态（无约束地、自然地、善意地、心平气和地）与他人交往，由于自己轻松愉快的情绪和行动，给大家带来一种很宽松、愉快的氛围，常能获得良好的人际关系。良好的人际关系反馈回来的信息，又增进了自己的心理健康。

休闲的行动，是一种自由的、发自内心所爱好的、很轻松的行动。在活动的过程中，时间全由自己支配，毫无勉强。行动的目的不是为了谋生或完成某项任务，而是兴之所至。所以，这种行动是轻松愉快的，没有任何压力。休闲的活动有一种幸福和满足的味道，有一种享受的内心体验。

二、休闲的方式

休闲的方式多种多样，因人而异，这与各人的爱好不同有关。常见的休闲方式有以下几种。

（1）以欣然之态做心爱之事　如，喜欢钓鱼，就到自己喜欢的地方去钓鱼；喜欢书法、绘画，就高高兴兴地写字、画画等。做这些事的时候，不仅心情是高高兴兴的，而且要顺其自然，不定时间，没有任务。

（2）闲暇时去旅游　旅游是一种很好的休闲。经济宽裕的，可到较远的地方去旅游，甚至去国外领略异国风情；经济不大宽裕的，可在附近的名胜古迹旅游。

（3）走进大自然　近来兴起了到郊外去爬山、城市的人去"农家乐"过农村生活等。投入大自然的怀抱，使自己的胸怀豁然开朗，像大自然一样宽阔。

（4）融入社区　也就是融入社会。在社区里做一些自己喜欢做又是力所能及的事。如自己喜欢跳舞又会跳舞，在适当的时间，可以教大家跳跳舞；自己喜欢唱歌又会唱歌，可以教大家唱唱歌等。

（5）读书、看报　自己喜欢看什么，就看什么，没有内容和时间的限制。既充实了自己、学到了知识，又感到轻松愉快。

（6）让自己的生活返璞归真　让自己过着很简单的生活，使生活保持单纯和简朴，根据自己的爱好，顺其自然地生活。

三、休闲的误区

（1）休闲就是高消费　在许多老年人的观念里，似乎休闲就是去看昂贵的商业演出，去酒吧、咖啡屋，去打保龄球、高尔夫球。其实休闲的形式很多，许多是不需要花太多钱的。比如，读书、听音乐、郊游、看山、听雨、赏花、钓鱼、访友、融入社区等等。都会使人进入愉悦之境，促进心理健康。

（2）不会享受休闲　有不少老年人离退休后，生活没有目标，生活内容缺乏指向性，所以常有一种时间难熬的感觉。这些老年人利用时间存在以下几个问题：①休闲生活过分依赖于媒体（如大多数时间用来看电视），被动地接受多，主动休闲少；②文化娱乐活动和公益活动参与少，社会年龄老化，对心理年龄和生理年龄产生不良影响；③每天平均至少有6个小时的时间没有很好地利用。所以，应该设法让这些老年人学会休闲，学会享受休闲，增进身心健康。

（3）重健身轻养心　一项调查表明，老年人有重体育锻炼、轻文化生活的误区。调查中有55.6%的人经常参加体育锻炼，而参加文化含量较高的文娱活动者却很少，如参观各类艺术展览的仅占3.3%，听音乐会的2.65%，写作绘画的3.5%，工艺制作的1.3%，写书法的7.6%。从近代有关"心身疾病"的研究看，心理健康是十分重要的，心理若不健康，其实就没有身体的健康。

第八节　老年心理保健

心理保健是维护和增进心理健康的理论和综合性的实践方法。根据这种理论，应用这种方法，能提高心理素质，从而防治心身方面的多种疾病，促进身体健康。心理保健又叫精神保健、心理卫生。

一、老年心理保健的重要意义

身体是心理的物质基础，身体健康是心理健康的物质前提。一个身体健康的人，如果没有其他因素的干扰，精神自然爽朗、心情自然愉快；而一个病魔缠身的人，如果没有其他精神支柱，自然容易意志消沉、悲观失望。

身体影响心理，而心理也作用于身体。健康的心理，如喜悦、欢欣等积极情绪，能提高大脑及整个神经系统的功能，使身体的各个系统、器官、组织协调一致，从而使精力充沛、思维敏捷、动作轻快；而不健康的心理，如强烈的情绪波动或长时间的紧张、忧伤、惊恐等，就要影响大脑的功能，大脑功能受影响后就会通过神经系统和内分泌系统，对全身各个脏器、各个系统产生影响，从而损害身体健康。

中医学关于情志对人体的影响十分重视，认为精神调摄及情绪稳定是身体健康及养生延年的重要因素。如《素问·阴阳应象大论》曰："是以圣人为无为之事，乐恬淡之能，从欲快志于虚无之守，故寿命无穷。"意思是：所以圣人不做无益于养生的事情，以恬淡虚无的情绪为乐，从心所欲畅乐情志于清净之境，因而能寿命无穷。指出了善于养生的人，不做勉强的事情，不胡思乱想，有乐观愉快的志趣，常使心旷神怡，过着宁静的生活，就能长寿，尽享天年。《灵枢·本神》篇曰："故智者之养生也，必顺四时而适寒暑，和喜怒而安居处，节阴阳而调刚柔。如是则僻邪不至，长生久视。"意思是：明智的人对于养生之道，既能适应四时气候的寒暖变化，又能避免一切情绪波动，安定日常生活，调和阴阳刚柔，这样不受内外邪气的侵犯干扰，就能健康长寿。指出了"和喜怒"是"长生久视"（注：视是活的意思）的重要措施。喻嘉言论摄生之道时在《和畅情志》一文中指出："五志为心所使"，心主宰着情志活动，只有"善养此心"，才能达到志意和、精神定、侮怒不起、魂魄不散、五脏俱宁、邪不犯人。说明心境坦然、怡情放怀是健身延年的重要条件。同时告诫指出，情志异常则疾病丛生。如《素问·阴阳应象大论》曰："人有五脏化五气，以生喜怒悲忧恐。故喜怒伤气，寒暑伤形。暴怒伤阴，暴喜伤阳。厥气上行，满脉去形。喜怒不节，寒暑过度，生乃不固。"意思是：人有五脏生出五气，发为喜、怒、悲、忧、恐的情志变化。喜怒（包括悲忧恐在内）等情志的变化多伤及内脏，所以伤人的气分。寒暑（包括燥湿风在内）等气候的变化多侵袭肌肤，所以伤人的形体。暴怒则气逆而迫血上行，使血郁于上，所以说暴怒伤阴（血属阴）。暴喜则气缓而下，所以说暴喜则伤阳（气属阳）。厥逆之气上行于头脑，则血亦随气上行而使脉满。脉满至极点，则血溢出脉管而成形体偏废不用的病变，所以说是去形。凡是情志的刺激，寒暑的逆常变化，都能够损伤人体的真气，所以生命就很难长久。这是说明人若不善调摄情志，适应寒暑，就容易受病的道理。《灵枢·百病始生》也说："喜怒不节，则伤脏，脏伤则病起与阴也。"说明情志异常，则损伤人体阴阳与脏腑，产生各种病症。《摄生要录》曰："大怒伤目，令人暗；多怒百脉不定，鬓发憔焦，筋萎为痿。好憎者使人心劳，弗疾去，具志气日耗，所以不能终其寿。"也指出异常情志活动是加速衰老、引起老年病的重要因素之一。

现代医学表明，许多疾病都和消极情绪密切相关，如精神病、高血压、冠心病、溃疡病、糖尿病、哮喘、癌症等。而客观豁达、心胸开朗，可增强机体的免疫功能，从而可提高抗病能力。当然，并非一切疾病都由精神因素引起，但由精神因素引起的疾病有80多种，而即使疾病的主要原因不是精神因素，但精神因素对疾病的发展变化也有很大的影响。因而，不论是预防还是治疗疾病，都不能忽视精神因素的影响。

由上述可以看出，心理对健康的重要性。因此，心理保健对各个年龄阶段的人都很重要，而对老年人尤为重要。其原因是：①人进入老年期后，不但身体功能逐渐减退，而且随着身体和生活环境的变化，心理上也在不断地变化，值此身心两方面都朝着老化的道路上迈进时，积极引导，可产生积极情绪而有益于健康，导致长寿。而稍有不慎，内外因交加，就可能使消极情绪骤增而影响健康，在老年人身心都朝着老化方面转化、迈进的关键时刻，心理保健自然就更加重要了；②从防病、治病的角度说，心理保健对老年人也是特别重要的。老年人死于脑血管病、心脏病及癌肿的特别多，这三种疾病被认为是老年人的三大死因，现代研究表明，这三种病都属于心身疾病，与心理和社会因素密切相关。

总之，进入老年后，要争取身心两方面的改善，心理保健是一项非常重要而不可少的环节。

二、老年心理健康的自我保健

影响老年人心理健康的因素是多方面的，有生理的，也有心理的，有社会的，也有个人的，因此，要维护老年人的心理健康，从理论上讲，应该是社会各个方面（如心理咨询、医药卫生、社会福利、文化娱乐等）和老年人自身心理保健密切配合，共同努力，才能实现。但实际上，社会的各方面，个人是无能为力也无法要求的。老年人的心理健康主要还是靠自我保健。

我国古代养生家、医学家在论述老年人的心理自我保健时，主要强调养神养性以修身养命延年。

养神：主要包括调养精神、清心寡欲及怡情畅志。养神的主要方法有虚静养神和安心养神。虚静养神如庄子谓："抱神以静，形将自正，必静必清，无劳女形，无摇女精，乃可以长生"。《内经·生气通天论》曰："恬淡虚无，真气从之，精神内守，病安从来"。后世《遵生要旨》亦指出"无视无听，抱神以静，神能收形，形乃长生"。安心养神则是在遇到忧患之事时应理智与冷静，泰然处之且及时排解。如《寿世青编·养心说》指出"未事不可先迎，遇事不可过忧，既事不可留住，听其自来，应以自然，任其自去，愤懑恐惧，好乐忧患，皆得其正，此养心之法也"。有副对联讲得很好："宠辱不惊，看庭前花开花落；去留无意，望天上云卷云舒。"清心寡欲则由老子首倡，他在《道德经》中说："罪莫大于可欲，……咎莫大于欲得"（咎 jiù，灾祸、罪过），主张"见素抱朴，少私寡欲"。后世晋·葛洪，唐·孙思邈及元·李杲等均继承了这一理论。《万寿丹书》更详细指出清心寡欲包括节制货财私欲、节制名利权欲及节制色欲等三个方面，进而提出"不怕念起，惟恐觉迟，觉速止速，二研相宜，知非改过，遽颜可师"（研，美好；遽，jù，恐慌；颜，面容；师，效仿，学习）的节欲措施。古人对怡情畅志的论述颇多，《养老奉亲书》引证了不少古人舒畅情感的方法，如《古今嘉言》中的"静坐第一，观书第二，看山水花鸟第三，与良朋讲论第四，教子弟第五"及"谈义理字，学法帖字，澄心静坐，益友清谈，小酌半醺，浇花种竹，听琴玩鹤，焚香煎茶，登城观山，寓意弈棋"，基本上概括了老年人舒畅情志、修身延年的主要内容。

养性：亦称养德，系专指道德修养而言。古代学者很早就提出"仁者寿"的理论，孔子、孟子、荀子等先哲，《黄帝内经》及后世均有诸多阐述。历代医家最重视道德修养，阐明养德与养生长寿的关系并且身体力行取得实效的，要数唐代的孙思邈。他在《千金要方·养性序》中指出："夫养性者，所以习以成性，性为子善……性既自善，内外百病皆不悉生，祸乱灾害亦无由作，此养生三大经也。"他一再强调："古养性者，不但饵药餐霞，其在兼于百行，百行兼备，虽绝药饵，足以遐年；德行不克，纵服玉液金丹未能延寿。"（霞，通遐，遥远，美丽的光彩）。只有名利等"五者无于胸中，则信顺日跻，道德日全，不祁善而有福，不求寿而自延"（信，不虚伪，诚实；跻，jì，升，登，到达）。孙思邈不但要求人们这样做，他自己就是一个很好的榜样。他从不为名为利，隋文帝曾召他去做国子博士，唐太宗、唐高宗都先后召他进京，给他高官厚禄，他都一一谢绝，却专心致力于医学研究，立志要解除人们的病痛。"虎守杏林"是人们赞誉他的典故。七十岁时写下了《千金要方》，百岁高龄写下了《千金翼方》，对中医学的发展做出了巨大的贡献。

养性主要包括以下四个方面。

一曰仁礼。孔子反复强调"仁者寿"，《养心录集要》也说："意诚则定，心正则静，身修则安。"（仁，博爱，有德者之称。中国古代一种含义极广的道德观念。其核心指人与人互相亲爱。孔子以之作为最高的道德标准。）

二曰性善。《千金要方》指出："夫养性者，欲所习以成性，性自为善，不习则不利也。性既自善，内外自疾皆悉不生，祸乱灾害亦无由作，此养性之大经也。"《寿世保年》亦说："积善有功，常存阴德，可以延年。"

三曰知足。《遵生八笺》指出："知足不辱，知止不殆。"（殆，危也。）

四曰忍让。《彭祖摄生养生论》："神强者长生，气强者易夭。柔弱长威，神强也。彭怒骋志，气强也。"（威，力，尊严；骋，放任，施展）。《养老奉亲书》曰："百战百胜不如一忍，万言万当不如一默。"《寿世保元》说："谦和辞让，敬人持己，可以延年。"都说明了注意忍让，敬人持己，可免除忧患，不使神形受伤，从而可获延年之效。

与古代养生家的观点相比，现代心理学的理论更具积极性，现分几个方面具体阐述。

（一）勤用脑，科学用脑

要维护和增进心理健康，延长寿命，首先要保持大脑的健康。因为大脑是人体中枢神经系统最高的部位，是心理的器官，大脑健康，才能使心理健康有物质基础和物质保证。当然，随着增龄，大脑不可避免要老化，但采取科学方法，延缓大脑的衰老、维护和增进心理健康以延年益寿却是可以办得到的。

延缓大脑衰老的最直接方法是勤用脑，科学用脑。须知大脑和身体其他器官一样也是用进废退，勤用脑就会变得更加聪明，久不用脑，就要变得愚蠢。犹如肌肉，经过锻炼才发达有力，久不锻炼，必松弛软弱。勤用脑不但可以提高大脑功能，而且还可使脑细胞的代谢更加旺盛，改变脑细胞的结构和化学成分，使之延缓衰老。有人以动物做实验，发现经过训练的动物的脑组织结构有所改变，两个神经细胞相连接部位的突触长出新的"芽"，同时脑组织内的核糖核酸也增多，这种经过训练的动物不但更灵巧，而且脑细胞的衰老也延缓了，从而延长了生命。有人用超声波对勤用脑的人进行检测，发现他们的脑血管经常处于舒张状态，使脑细胞得到良好保养，从而延缓了大脑的衰老，提高了大脑的功能。而不勤用脑的人，尤其是长期不用脑的人，脑细胞代谢降低、易萎缩，因此使大脑加速衰老。勤用脑就是对大脑进行锻炼，这是延缓大脑衰老、提高大脑功能的最重要的方法。

老年人不但要勤用脑，而且还要科学用脑，这就是根据老年人的生理和心理特点，合理地用脑。科学用脑的方法是：老年人每次用脑的时间不宜过长，因老年人的精力不如年轻人，老年人易于疲劳，所以要量力而行，既要勤用又要适量；老年人用脑的强度不能过分，不能太紧张，要适度；老年人学习、思考的内容要多样化，要交替安排学习、思考的内容，交替思考不同的内容，可缓解紧张，这样既可达到勤用脑的目的，又可得到适当的休息，使之更好地运转。

人到老年，勤于用脑、科学用脑，也一样能做出贡献。脑功能的潜力是很大的，到了老年，即使功能有所减退，但也不足以影响大脑的正常运转、思维的正常进行。达尔文 60 岁后写出了《人和动物的情绪表现》；爱迪生在81岁时完成了他的第一千零三十三项发明；我国唐代大医学家孙思邈在百岁高龄时完成了他的第二部医学巨著《千金翼方》。这些绝不是孤例，古今中外，勤奋钻研的老人做出巨大贡献的大有人在。

饱食终日，无所事事，不勤用脑，不科学用脑，使脑废退，等于自戕。老年人不要怕流年日益增加，"老骥伏枥，志在千里"（骥，jì，千里马；枥 lì，喂马的槽；马房），老年人应发扬昔日的雄风，意气风发地学习、思考，勤于用脑，科学用脑，这样做，不但增加了生活乐趣、生活意义，而且还可益寿延年。

（二）保持乐观而稳定的情绪

健康的情绪有益于身体健康，而不良的情绪有损于健康，因此，为了健康，必须保持乐观而稳定的健康情绪。怎样保持？从以下两个方面说明。

1. 健康情绪的维护、保持

（1）坚持正确的世界观、人生观　情绪的基础是需要，当个人的需要得到满足，就能产生满意、愉快等积极情绪；而个人需要不能获得满足时，就会产生不满意、痛苦等消极情绪。老年人也有许多需要：如保持健康和安全的需要（主要是希望生活有保障），自我实现的需要（即成就的需要），以及与人交往的需要等。要维护老年人的健康情绪，一方面固然要想方设法满足老年人的合理需要，另一方面老年人也要自我调节，对自己的需要要有正确的认识，当需要不能满足时，有了科学的辩证的世界观，就会客观、全面、辩证地看问题，就能正确地做出分析；而有了全心全意为人民服务的人生观，就能大公无私、心地坦然。如，领导干部离退休后，在住房、用车、消费品的供应等方面不如意，不要因"人走茶凉"而心中抑郁。要全面客观地看待，不在领导岗位上，不供应车，理所当然，何必介意，住房、消费品的供应自有制度，何必担心。自己戎马一生，全心全意为人民服务几十年，又怎能为些小事斤斤计较。这样一想，心地坦然，以理化情，自然常乐。

（2）培养广泛的兴趣、充实生活内容　老年人离退休后，不能闲而无事，无所事事，精神无所寄托，这样就会产生孤独感、失落感，俗话说："闲会闲出病来"。老年人离退休后，要开始新的生活，要想办法充实生活内容，自寻乐趣。如：①积极参加有益的文体活动。如书法、绘画、弹琴、跳舞、唱歌、种花、钓鱼、游泳、打太极拳等。可选择一两项适合自己的或自己爱好的参加。对有益的文体活动产生兴趣，自然可以调整情绪，培养健康情绪。②发挥专长，继续工作。如搞科研、写回忆录、写经验总结、领导社团搞些有益的活动等。这样可以克服失落感，满足自我实现的需要。③参加力所能及的社会活动。如参加街道治安管理工作或社团的管理工作，做义务检查员、辅导员，科学技术咨询服务，上业余大学，参加学术讨论等。参加这些活动，既可继续做贡献，又可克服孤独感、失落感。④做家务活动。如参加买菜、整理家务、教育第三代，享受天伦之乐。

（3）培养和修炼"乐"　这是维护和保持健康情绪的最有效、最直接的方法，也是消除"急、悔、怨、恨、恼、怒、烦"不良情绪最积极的方法。遇到任何不愉快的事情，都能用宽容、仁爱、乐观、豁达、坦然的胸怀处之。这样的"乐"需要慢慢地培养，慢慢修炼；自觉地、有意识地修炼。"乐"的内涵很丰富，后面还要展开讲。

2. 不良情绪的控制和消除

（1）意识控制法　以自己的意识控制、消除不良情绪。如自己爱发怒，就要经常提醒自己"制怒"，当遇到愤怒刺激时，心理就要默念"立即息怒，不能发怒"；当遇到大喜的事情时，也不要激动，心理就要默念"镇静，别激动"；当紧急情况发生时，要提醒自己"别慌，总有办法"等。通过自己的意识控制，对缓和情绪、消除不良情绪是非常有效的。

（2）释放法或宣泄法　老年人难免有不顺心的事，难免不痛快，这时要找家人、朋友、同事、组织等去谈心，把心中的积郁倾吐出来。心理的冲突、情绪上的矛盾如果长期郁积在心中，就会"郁而成疾"，影响健康。把它吐出来，就会感到舒服。宣泄的方式很多，有伤心事，大哭一场后，会感到舒服些，大哭也是宣泄的方式。志士仁人，当强寇压境时，拔剑起舞、引吭高歌，或拨弄琴弦，奏出金戈铁马的杀声，这都是宣泄释放法。

（3）转移和躲避刺激法　主动避开引起不愉快、不满意情绪的情景，尽力把注意力从引起不良情绪的刺激上转移开。如以前的历次"运动""文化大革命"受到迫害，当有人提起往事，引起不良情绪时，可以马上把话题岔开或脱离现场。

（4）理智法　用理智化解和消除不良情绪。如对现在社会上的一些不良现象或看不惯的事情气愤，生闷气。可以先理智地想想，很多现象是社会发展规律所决定的，社会发展到某个阶段，出现那些社会现象，是必然规律，不以人的意志为转移。对一些我们力所不能及的现象或事情，也不要着急上火，可用"看不惯，想得通，因势利导，积极处世"的原则泰然处之。

（三）保持良好的人际关系

人生活在社会里，家庭是社会的细胞，任何人都要和家人以及其他人接触，发生人际关系。怎样建立良好的人际关系，我们稍后作专题讨论，这里仅从老年人心理保健的角度，简单讲一下如何保持良好的人际关系。

保持良好的人际关系对老年人的心理保健有重要意义。很难设想一个人与家里的人不能和谐相处，他的心情是愉快的。也很难设想一个人与周围的人关系紧张，他的情绪是轻松的。不难看出，保持良好的人际关系对心理保健的重要性。对老年人来说，接触最多的是家里的人，影响情绪最大的也是家里的人。所以，对老年人来说，保持良好的人际关系，首先是保持与家里人的良好关系，和谐相处。

1. 保持健康和谐的夫妻关系

俗话说："夫妻恩爱益长寿。"情绪愉快，自然有益健康，夫妻不和，情绪郁闷，自然有损健康，尤其是老年夫妻，当生活、心理、身体都日趋老化时，更要维持夫妻间的恩爱，以保持情绪愉快而延年益寿。怎样保持夫妻恩爱呢？提出下面几点建议。

（1）保持健康、和谐的夫妻生活　人到老年，异性相吸仍然存在，并且仍然有其生理、心理基础。国内外的研究表明，70岁以上的人有70%能过性生活。由于中国的传统观念，上了年纪后，夫妻主动脱离接触甚至分居，这会影响心理，加速老化，对健康很有害。当然，老年人的性生活必须有节制，以免影响健康。

据研究发现，"皮肤饥饿"现象在老年期不但不衰退，反而有增强的趋势。所以，老年夫妻应该经常接触，相互触摸，这不仅有助于生理、心理健康，对保持夫妻的和谐关系也极其重要。

（2）互相尊重、帮助、支持、关怀、体贴　互敬互爱是维持夫妻恩爱关系的基础，是夫妻恩爱的最根本性的源泉。夫妻之间，心心相印、无话不谈、无拘无束，这很自然。但语言、行动一定要尊重对方。有的夫妻，互相看不起，在一些生活琐事上斤斤计较，互相指责、蔑视、讥笑等，这样做很伤感情，有碍夫妻的恩爱关系。

夫妻间要注意互相帮助、互相支持。离退休后，有人可能要著书立说，为科技咨询服务，有的可能要读老年大学，学书法、绘画、唱歌、跳舞等；在爱好方面，有的可能喜欢钓鱼、下棋，养鱼、种花，有的可能喜欢集会、访友等等。在这些工作中，应该互相帮助、互相支持。离退休后夫妻在一起的时间更多，这时最好找出带有共同兴趣的事共同来做，如一起旅游，一起学书法、学绘画等，在这些活动中互相帮助。

（3）再搭鹊桥、重结良缘　老年丧偶、离婚，自然要增加孤独感、凄凉感。孤身老人要双方努力，冲破一切陈腐观念，再恋爱、再结婚，再婚老人会增加新的活力，心情上返老还童，会带来健康的情绪、健康的身体。

2. 建立家庭成员间的和睦关系

建立家庭成员间的和睦关系是家庭成员的共同责任，现只从老人方面谈谈应该怎样做。

（1）公平、公正地对待儿孙　对儿孙等后辈，一定要公平、公正，不要偏爱，否则，闲言碎语必多，影响家庭和睦。

（2）对后辈要关心　对儿孙要宽厚、关心，不要为些小事而唠叨不休。

（3）对儿孙后辈要珍爱而不溺爱　溺爱是过分宠爱，是纵容，不是真正的爱，因溺爱而将孩子惯坏了的例子多不胜举。珍爱才是真正的爱，珍爱包括两个方面，一方面是关心隔代人的体力发展，另一方面要关心隔代人的智力发展和思想品德的成长。

（4）不要用老观念对待儿女的许多观点　如消费观、生活观、世界观等。老年人一生节省惯了，有钱也舍不得花，而由于社会的发展，现在生活好了，年轻人和老年人在许多观念上产生了很大的距离，年轻人有他们的消费观、生活观、世界观，这是社会发展的产物，不是哪个人可以改变的。要用发展的眼光看问题，不要责备儿女，更不要用老观念看待他们，要求他们用自己的老观念处理消费和生活。要"看不惯，想得通，因势利导，积极处世"。

3. 在社会上建立协调的人际关系

人际关系除了上面所谈的家庭成员间的人际关系外，还有社会上的人际关系。老年人社会人际关系包括：老朋友、老同学、老同事、老下级、老同乡……以及新伙伴、新朋友等之间的关系。人不能脱离社会而独立生活，因此，社会上的人际关系必然对一个人的心理发生作用，广泛地建立良好的人际关系有益于身心健康。

良好的人际关系是在社会交往中产生的，社会交往的方式很多，如参加学术讨论会、科技咨询服务、上老年大学、与新知旧友通信、上网聊天、与邻居或熟人闲聊家常等，都给老年人提供了社会交往的机会。社会交往是人的一种需要，社会交往能传递信息、交流思想、表达感情，只有在社会交往中才能产生亲密感，建立起协调的人际关系。

老年人在社会交往中要保持长者的风度，宽厚待人，以人为善，助人为乐，不要斤斤计较个人得失，这样别人才愿意接触你，才能建立良好的协调的人际关系。

4. 加强练乐，培养良好的性格

"乐"，是积极的、快乐的、使人充满生机和活力的良好情绪，可使人产生无穷无尽的动力，是获得健康的途径，打开心锁的钥匙。乐是一种自我体验，是自己感到幸福和满意，是一种愉快和痛快的感觉，是一种爽快舒服的心情。

"乐"需要练，有意识地、自觉地、持之以恒地练。要练到无论遇到什么事，都能"一笑了之"，不气、不急。练乐是一生的事，要低层次向高层次逐步地练，从"装乐"引发出"真乐"，由有意识地强迫自己乐，练到能发自内心的乐。怎样练乐？关于练乐的方法，以后要做专题讨论。

"乐"不仅从面部、行动表现出来，还从一个人的性格体现出来。乐和性格是一个统一体。良好的性格，如爱祖国、爱集体、勤奋、勇敢、大公无私、心胸开阔、乐观豁达等这种积极的、健康的性格，是"乐"的体现。反之，不良的情绪，如自私、懒惰、怯弱、暴躁、心胸狭窄等消极的不健康的性格，可以用练"乐"加以克服。

性格与人的健康有密切关系。国内外许多研究材料表明，具有某些性格的人易患某种疾病。如对心脏病患者进行研究，发现多数患者具有A型性格特点，即性格急躁、情绪不稳定、爱发脾气、争强好胜、做事效率较高、缺乏耐性、常有紧迫感等；而性格温和、平静、从容不迫的B型性格的人却很少患心脏病。观察发现，心脏病患者改变了自己的A型性格，变得平静而稳定，病情便大有好转，甚至有的心脏病患者不再发作。其他一些疾病，如溃疡病、哮喘病等，也有类似的情况，某些性格特征的人也易患这些疾病。

人的性格与疾病有密切联系，所以，性格对人的寿命有直接影响。有人对广西地区90岁以上的人进行社会调查，发现他们职业不同、生活各异，但有一个共同特点，就是性格从容温和、乐观开朗，而没有一个是忧郁孤僻的。国内外对长寿老人研究后得出一个结论：思想开朗、精神愉快、乐观豁达是长寿的一个不可缺少的条件。

老年人要想健康长寿就必须矫正不良性格和培养良好的性格。性格一经形成便有其稳定性，但不是不可改变的，随着生理及环境的变化，老年人的性格都有不同程度的改变。如年轻时公而忘私，到老年便发展为无私奉献，大公无私。有的甚至有180度大转弯，年轻时急躁、粗暴的性格随增龄逐渐变得温和了。因此，矫正不良性格和培养良好的性格是完全可能的。

怎样矫正不良性格和培养良好的性格？首先要善于观察自己的性格。老年人必须通过自己的言行，分析出自己性格的优缺点。性格总是体现在言行之中。同时也要听取别人对自己性格表现的意见，别人的观察比较客观。其次老年人要进行自我教育。在自我教育中老年人要做到：

（1）加强学习　老年人要读一些关于养生、保健、修养方面的书，特别是有关心理健康的书，也要关心国家、天下大事，每天读报，读自己专业的书，读些有价值的小说等，勤于学习，精神有所寄托，开阔视野，心胸自然开朗，这对培养良好性格有着不容置疑的作用。

（2）注意在生活实践中磨炼自己的性格　性格是在生活实践中形成的，因此，必须通过生活实践才能对性格加以培养。老年人在一切社会活动中，要随时注意对自己性格的磨炼，不能只重视活动而忽视对优良性格的培养。

（3）充分发挥自己意志力的作用　如自己的性格急躁，就要以自己的意志加以克服。这就要求有良好的意志品质：自觉性、果断性、坚韧性和自制性。有了这些意志品质，才能自觉、迅速地矫正，才能锲而不舍地控制自己的行为。

第九节　开启心身健康的钥匙——乐

一把钥匙开一把锁，打开心身健康大门的钥匙是"乐"。这个乐指的是心乐，指的是真、善、美的一种状态，是心理平衡、心理满足、心理美好的一种状态，是真心善意的一种状态，是内心境界从形象上准确地表现出来的一种状态，是心和形的和谐统一。这个乐，有特定的含义，乐是目标——自我完善，自得其乐，社会进步，大家同乐；乐又是手段——慈祥愉快，自由自在，以善求乐，以乐求善。这个乐既是目标，又是手段。这个乐是一种善的状态，它必须是善心、善言、善行、善果的统一，是动机与效果的统一。在这种乐态下，一定能把善事做好，不仅有利于大家，有利于别人，也有利于自己。因此，这个乐是奉献与获得的统一，是善内与善外的统一。这个乐源于"净"，若把"善"比喻为一棵善树，"净"是这棵树的根，"静"是树干，"乐"是树的枝、叶、花、果。"净"是指心地纯洁无私，心灵纯净；"静"是指宁静、安稳、和谐、适应、平衡（状态）。

什么是心理健康？以积极有效的心理活动、平稳正常的心理状态，对当前和发展着的社会和自然环境保持良好的适应功能，心理（行为）不偏离正常，并感到精神上舒适和满足。显然，上面所讲的"乐"是心理健康的表现，又是练就心理健康的有效方法和手段。若一个人经常闷闷不乐，可以肯定地说，这个人心理不健康。一个人要想能很好地适应当前和发展着的社会和自然环境，必须要有一个乐的心态，有一个心理平衡、心理满足、心理美好的状态，这个状态本身就是心理健康的表现，也是走向心理健康的必由之路。乐是身体健康的表现，是身体没有病痛和虚弱的外表形态。同时乐又是促进人体健康的有效方法。实验指出，当人体处在乐的状态时，大脑就会分泌内啡肽，大家知道，内啡肽对人体健康有利，它有镇痛作用，使人感到欣快舒适。乐是不良情绪"急、悔、怨、恨、恼、怒、烦"的消除剂，乐可有效地驱散这些不良情绪。乐可使人充满信心，使人有勇气去战胜面临的疾病和困难，不会被疾病和困难所吓倒。一个人"只管乐，不管病，病自消"已为大量事实所证实。祝大家都乐起来，都拿起乐这把钥匙，打开身心健康的大门，迈进美好灿烂的健康天堂。

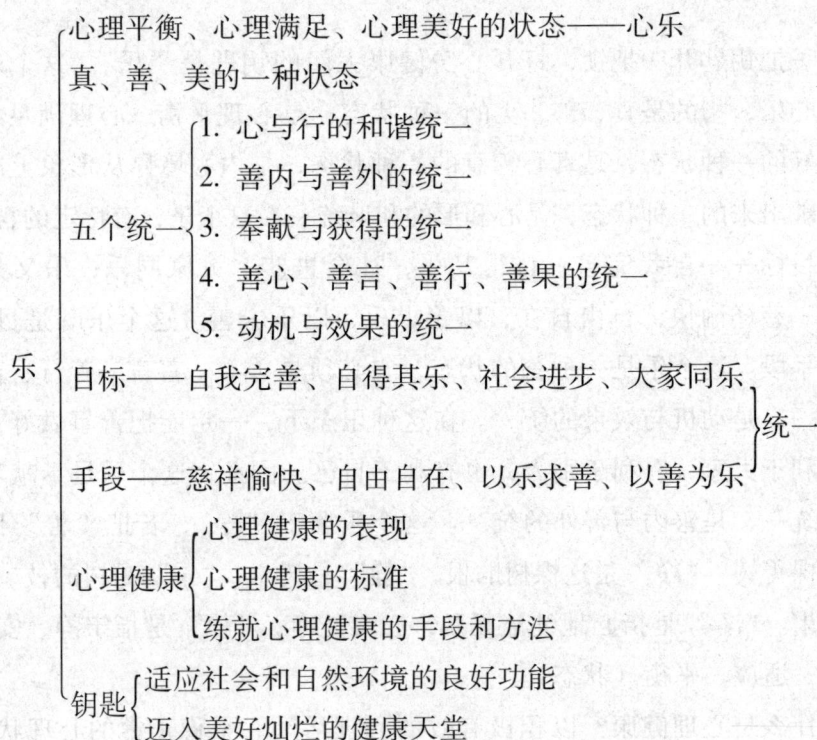

乐
- 心理平衡、心理满足、心理美好的状态——心乐
- 真、善、美的一种状态
- 五个统一
  - 1. 心与行的和谐统一
  - 2. 善内与善外的统一
  - 3. 奉献与获得的统一
  - 4. 善心、善言、善行、善果的统一
  - 5. 动机与效果的统一
- 目标——自我完善、自得其乐、社会进步、大家同乐
- 手段——慈祥愉快、自由自在、以乐求善、以善为乐 } 统一
- 心理健康
  - 心理健康的表现
  - 心理健康的标准
  - 练就心理健康的手段和方法
- 钥匙
  - 适应社会和自然环境的良好功能
  - 迈入美好灿烂的健康天堂

第十节　乐的五个准则

自古至今，养生学家们一致认为，"乐"是养生的核心。保持乐的心态和情绪，可以祛病延年，已为大量事实所证实。那么，什么样的乐，才是养生学家们所指的"乐"呢？符合"五乐"准则的乐才是真正的有益健康的乐，即：生乐、真乐、常乐、中乐、同乐。

一、生乐

"乐"是一种自我体验。生乐是指从内心产生出来乐。要想从内心生出乐来，应注意做到下面三点。①要"崇尚事业，淡泊名利"。热爱自己的工作，努力为自己的事业奋斗，但不追求名利和报答，这样就会有一种满足感。没有名利的烦恼，而有工作成绩的欣慰，乐自然会从内心油然而生。②要有切合实际的"期望值"，正确对待"实现值"。没有期望，则没有动力，也不会产生乐。但期望值要切合实际，通过努力要能达到。当期望实现了，乐则从内心产生。若实现还有点出入，能正确对待，仍能获得满足而生乐。③善于"忘"和"忆"。要善于忘掉那些不愉快的事，而记住那些令人欣慰的事。时时回忆些愉快的事，自然是乐的。

二、真乐

乐应是真的，不是假的。要获得真乐，也有两条。一是"真乐源于善"。什么是善或善事？凡是不损害自己、不损害他人、不损害集体和国家的事，是低层次的善事，凡有利于自己，有利于他人、集体和国家的事，是高层次的善事。因为自己是寓于集体和国家中，所以有益于自己，有益他人、集体和国家一般是一致的。做了善事，心里就踏实、就欣慰。做了善事产生的乐才是真乐。二是"真乐源于净"。净是指心地纯洁、清净，只有心底纯净，乐于做善事，才能产生真的乐。

三、常乐

是指经常处于乐的状态，不是一时一事的乐。这需做到三点。①要不断排除"急、悔、怨、恨、恼、怒、烦"这些不良情绪。没有这些不良情绪，自然是乐的。②要学会调整情绪和心态。人生活在社会上，不可能永远没有不良情绪，但要学会调整不良情绪，一旦有了，要自觉地调整它，不要沉溺于不良情绪中。③要培养一两种爱好。与爱好伴随，本身就是乐。

四、中乐

是指中等程度的乐。《礼记·曲礼上》曰："志不可满，乐不可极。"意思是快乐的心情不可以"满"，乐不可以达到极点。不论多高兴的事，都不大乐，永远保持中等水平的乐，这要做到三点。①"中乐必需静"，静指宁静、平静，心情不过分激动。尤其有了很高兴、很激动人心的事，保持既乐又平静的心态，这样的乐才能持久，才有利于健康。②记住"大乐生悲"的辩证道理。因为大乐会引起神经系统、循环系统等各系统的功能紊乱，损伤身体，"悲"可能随即到来。③要练就"宠辱不惊，看庭前花开花落。去留无意，望天上云卷云舒"的心理素质。宠辱不惊，除包含受宠爱、被污辱外，还包含生活的顺利与坎坷、事业的成功与失败等内容。去留无意，指高官厚禄、名利地位、财富与贫穷等，这些东西的获得与失去都不在意。这一切都很自然，犹如花开花落、云卷云舒。

五、同乐

指与大家共同乐。这是我们的目标。要努力让大家都快乐。由于自己的快乐是寓于同乐之中，没有同乐，其实也没有自己的乐。若你周围的人或家庭不乐，试想你能乐吗？所以，我们要努力培植"康乐场"。

第十一节　乐的源泉，乐与"静、净、善"的关系

一、乐的源泉

我们把快乐比喻作一棵"乐树"（图2-1）。"净"是乐树的根，"静"是乐树的茎，"乐"是乐树的枝、叶、花、果。乐树要想健康地生长、开花结果，必须供给乐树各种"营养"，同时，乐树应该是健康的，才能吸收利用这些"营养"。

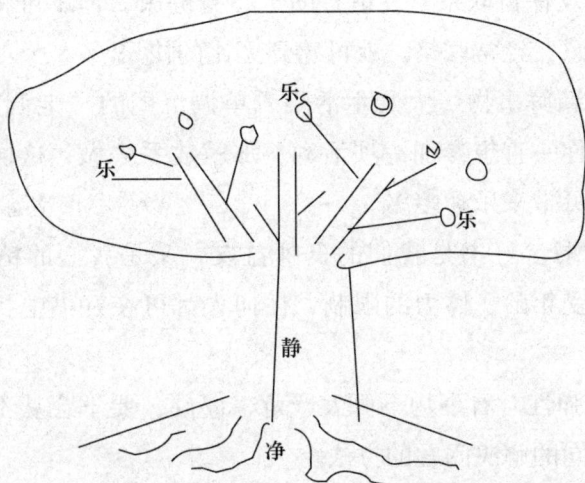

宽容　仁慈　爱好　奉献　与好友保持联系
尝试新鲜事物　助人之乐　运动之乐　参加社交
看好书　要有弹性　知足　忘年　天伦之乐　承认失败和缺陷

图2-1　乐　树（善树）

健康的乐树是指我们的心理健康，有了健康的心理，就能利用各种"营养"获得快乐。快乐的"营养"是多种多样的，它又像"源泉"，到处都有，并且是取之不尽用之不竭的。心理学专家提供给我们一些快乐

的"源泉"，大家可以根据自己的情况，选一些试试。

（1）宽容　只要有一颗宽厚能容人的心，对任何事和人都能容忍，对社会和自然都能看得惯、想得通，快乐就会像泉水一样，不断地流来。

（2）仁慈　仁，指人与人相亲、爱人；慈，"慈者爱，出于心，恩被于物也"。仁慈即仁爱慈善。仁慈待人，可使人更愿意取悦于你，你则得到快乐。

（3）爱好　一个人要培养一些爱好，如打门球、钓鱼、下棋、书法、绘画等，这些爱好可给人带来无穷的乐趣。

（4）奉献　如果你帮助比你更不幸的人，一定能体会到从中获得更多快乐的哲理。奉献与获得是一个硬币的两个面，是辩证统一体。所以，有奉献精神的人，精神生活总是丰富的，内心总是充实的，心理总是健康和快乐的。

（5）与好友保持联系　友谊有助于心身健康，但不可将朋友视为当然，要培养情感，经常联络，就可感到无比的快乐。

（6）尝试新鲜事物　大凡生活陷入单调沉闷的"老调"，就会感到不快乐。如果你一直想参加一项活动，那就放手去做，这样不但可扩展生活领域，还可带来乐趣多多。

（7）看好书　好书是我们的良师益友，又是我们的精神"粮仓"，而且看书还不受年龄、体力的限制，任何人都可在好书中找到自己的乐趣和快乐。

（8）要有弹性　看事物不可太严苛、僵硬，要学会从不同角度去看事物，找出不同的解决问题的方法。

（9）知足　对自己的现状感到满足，不与别人攀比名利、地位、金钱。

（10）忘年　忘记自己的年龄，不要为"年老"而背包袱，像以往一样轻松愉快地生活。

（11）天伦之乐　用爱温暖自己的家人，让家里所有的人都感到你是个慈祥愉快的老人，即可获得天伦之乐。

（12）适量美食　适量吃一些自己喜欢的东西，满足生理的需要，也可获得快乐。但是，一定要适量，多了则有害。

（13）承认失败和缺陷　人生不如意者十之八九，但只要汲取教训，又承认自己的不完美，就不至于成天懊悔埋怨，较易进入快乐的意境。还有，运动之乐、助人之乐、忍让之乐、向往之乐等，心理学专家给我们提供的这些快乐的"源泉"，你不妨试试。

二、乐与"静、净、善"的关系

上面谈了乐的源泉，下面我们进一步讨论乐与"静、净、善"的关系。

"乐"，是积极的、快乐的、使人充满生机和活力的良好情绪，可使人产生无穷无尽的动力；是获得健康的途径，打开心锁的钥匙；乐是一种反映身心健康水平的标志，是人体和谐协调的表现；乐，是我们与社会和谐、沟通的方法，也是我们与自然和谐、沟通的方法；乐，是我们搞好人际关系、心心相印的方法，也是我们改变现状、万事如意的方法；乐，是我们摆脱"急、悔、怨、恨、恼、怒、烦"的方法，也是我们获得身心健康的方法；乐，是我们老年人（也包括年轻人）追求的目标，也是我们老年人伟大而甜蜜的事业。要想乐，必须有宁静、平衡的心态（静），纯洁无私的心灵（净），善心善意的心底（善）。那么，乐与"静""净""善"是什么关系？善是道德的核心，寓于乐、静、净之中。乐是善、静、净的表现，源于善、静、净。净是乐、善、静的根本和源泉，起着支持、固定、营养乐善静的作用。静是乐、善、净的支柱，起着传输、支撑、表达乐、善、净的作用。它们的关系可以用一棵善树（或乐树）来表示。"净"是善树（或乐树）的根，"静"是善树的茎，"乐"是善树的枝、叶、花、果。可见，乐、善、静、净是不可分割的统一体，就像一棵树一样，没有根、茎、叶，就不可能开花结果。所以，我们要想做一个康乐老人，就要在"善""静""净"上下功夫。这里的"静"，是指一种宁静、安静、虚静、和谐、适应、平衡的心态，遇到任何事情、任何人、任何处境，都能用这种"静"的心态处理和对待，不会出现"急、悔、怨、恨、恼、怒、烦"这些不良情绪；这里的"净"，是指要有一颗纯洁无私的心，经常自觉地不断地清除各种不良思想的污染，净化心灵；这里的"善"，是指心地善良、和善、慈善、友好，随时清除恶念、恶言、恶行。乐不会从天上掉下来，也不会有什么神仙恩赐给我们，乐、善、静、净需要我们修炼，自己建造。以善为乐志生趣，以乐求善趣坚志，乐练练善得真乐，善练练乐成大志。

第十二节　乐是怎样产生的

"乐"，是积极的、快乐的、使人充满生机和活力的良好情绪，可使人产生无穷无尽的动力，是获得健康的途径，打开心锁的钥匙。乐是一种自我体验，是自己感到幸福和满意，是一种愉快和痛快的感觉，是一种爽快舒服的心情。乐是怎样产生的？从生理学和心理学的角度说，乐是人对客观事物符合了自身的需要而产生的态度的体验，就是说，乐是满足了自己物质的或精神的需要而产生的。因此，要了解乐的产生，首先要了解人的需要。人的一切活动归根结底都是为了满足需要。人的需要分为生理性需要和社会性需要。生理性需要指维持个体保存和种族延续所需求条件的需要，如空气、食物、水、休息、配偶等。社会性需要指人在社会活动中为适应社会生活而产生的需要，如交往、求知、劳动、尊重等。按需要对象的性质来分，可分为物质需要和精神需要。美国心理学家马斯洛（Maslo. A. H）认为需要的满足是人的全部发展的一个最基本原则。他把需要划分为五个层次，最低层次是生理需要，最高层次是自我实现的需要。生理需要是其他各种需要的基础，只有当人的基本需要得到满足后，才会有动力促使高一级需要的产生和发展，"自我实现"是人类需要发展的"峰"，各个层次的需要，是否能得到满足，决定着是否乐，这个关系可以用个公式来表示。

乐（L）＝实现值（S）／期望值（Q）。实现值是指需要

自我实现的需要：理想，抱负
尊重的需要：成就，权利，名誉
归属和爱的需要：社交，归属，爱等
安定的需要：回避危险和恐惧等
生理的需要：空气，食物，水，性等

（欲望、需求、要求）得到满足的程度和数量。满足得越多，实现值越大。期望值是指需要的质与量的多少和高低，需要得层次越高、数量越多，期望值越大。若期望值完全得到满足，即实现值＝期望值，则感到满足和快乐。若实现值还超出了欲望，则感到"喜出望外"，非常快乐。若需要没有得到满足或仅部分得到满足，则不快乐。用公式表示：L≥1，快乐；L＜1，不快乐。知道了乐的产生过程主要是由期望值决定的，是由需要或欲望决定的，我们就可以主动地实是求实地确定自己的期望值。不要欲望太高、需求太多，则容易得到满足，"知足常乐"，就是这个道理。

　　这五个层次的需要，与社会的发展、所处的社会环境和地位、个人的文化素质有关，不是每个人都一样。如在原始社会，人只有最低一个层次的需要，即生理的需要。大家只要有水喝，能吃饱就满足了，也就很快乐了，别无其他需要。到奴隶社会、封建社会，就有了安定的需要，开始盖房子，后来还需要围墙、城墙。随着文化的发展，逐渐有了归属和爱的需要，尊重的需要和自我实现的需要。即使现在，各人的需要也不相同。山区的人与城市的人，领导者与平民百姓，高级知识分子与文盲等，他们的需要就不一样。同一个人在不同的年龄、不同的发育阶段、不同的时期，需要也不一样。在同一个时期，学习了"乐"的知识与没有学习以前也有差异，即懂得调整期望值和实现值与不懂是不同的。

第十三节　乐是人体和谐协调的表现

　　乐是一种反映身心健康水平的标志、是人体和谐协调的表现。乐的这种和谐协调包含三个方面：第一是各脏腑器官之间的和谐协调；第二是意识和形体之间的和谐协调；第三是人与社会、人与自然之间的和谐协调。这三个方面构成了人的心理健康和身体健康，决定着人的健康、长寿，体现着一个人的健康水平。在某种意义上讲，人的一生是在不断地追求健康、快乐、幸福，归根结底是追求"乐"。乐包含了健康、快乐、幸福的全部内容。乐的产生，取决于客观事物的性质，还取决于当事人的基本素质和主观意识。客观事物能满足个体的需要，就能产生乐的情绪。不同的人有不同的客观条件，也有不同的价值观念，因而同一事物在不同的人身上会产生不同的情绪，对某人会产生乐的事物，可能对另外一个人带来痛苦。但是，乐是有其客观基础的，第一是自我需要得到满足，包括物质上和精神上的需要满足；第二是看它是否有利于他人、有利于社会、有利于自然。这两个方面都满足的乐，就是真正的乐、长久的乐。人们对乐的体验，主要取决于个人的认识。所以，在日常生活中，人们所说的乐与不乐，是由其自身需要和对自身、对外界、对未来、对人生价值等方面的认识决定的。认识上的不完善，会导致情绪上的错乱，就会不乐，使自己的健康水平越来越低。能力上的不足，也会使自身需要难以满足，同时也不能处理好人与社会、人与自然、意识与形体之间的和谐协调关系，因而也难以乐起来。因此，要乐起来、提高乐的水平，必须提高自己的认识水平，对乐有个正确的认识。"五乐"原则，即生乐、真乐、常乐、中乐、同乐的原则，是乐的主观方面与客观方面的高度统一，是乐的情绪与状态的高度统一，是乐的暂时性与长久性的高度统一。只有符合"五乐"原则的乐，才是我们谈的乐，才是有益于健康的乐。提高了对乐的认识，加深了对"五乐"原则的体会，才能真正享受乐。只有享受到乐，才能享受到健康的幸福。乐本身还是增加才干、提高能力的有效手段。乐的心态和情绪，最有利于学习别人的长处、克服自己的缺点，从而提高自己的能力。

第十四节　乐的具体要求

乐，是我们与社会和谐、沟通的方法，也是我们与自然和谐、沟通的方法；乐，是我们搞好人际关系、打开心锁、心心相印的方法，也是我们改变现状、万事如意的方法；乐，是我们摆脱"急、悔、怨、恨、恼、怒、烦"的方法，也是我们获得身心健康的方法。乐，是我们老年人（也包括年轻人）追求的目标，也是我们老年人伟大而甜蜜的事业。乐的具体要求包括："面带笑意，心平气和""慈祥愉快，自由自在""以乐求善，乐观充实"。这个乐，是面乐（即笑）与心乐的和谐统一，这个乐，表达了一颗真诚的心、纯洁的心、无私的心、善良的心、友爱的心、宽厚的心、上进的心、乐观的心、宁静的心、奉献的心。这么一说，我们要想获得乐，便从一个"简易"状态变成"至难"状态，其实，这正反映了我们要获得乐，就需要去追求、去修炼；获得乐有一个深入和提高的过程，要不断地提高乐的水平。有人会说，我实在乐不起来，因为我没有顺心的事。诚然，任何一个人都不可能是万事如意的（至少在现阶段），然而乐正是改变现状的最好手段和方法。这方法叫"以乐求善""以乐求乐""以善为乐"，人生不损害他人、集体和国家而有利于自己的一切需要和行为，都应该认为是不同水平的善的需要和行为，都应当以"纯洁、宁静、乐观、自信"的心理状态去求善，以获得善心与善果的统一。只有这种心态，才能克服困难、改变现状；才能获得心身健康，战胜病痛；才能适应和改变环境，才能求得真正的快乐。明白这个道理，我们就要真心"装乐"。所谓"装乐"，是指调整情绪，使自己树立信心，产生乐观情绪。"装"意味着面乐心不乐。然而真心装乐会引发真乐。乐本来是人的天性，是无须学习的本能的行为，在乐的时候，人的面孔表情与大脑皮质相应部位的状态是一一对应的，模仿乐的表情，可以激发大脑皮质产生相应的脑电波，从而达到某种程度的心乐。在日常生活中不断查乐、装乐，即不断模仿"面带笑意，心平气和"，就会形成条件反射，使乐越来越自然。当然，我们不能只满足于低层次的乐，还应当向由衷的乐、自然的乐、无条件的乐、真正的乐的高层次方向前进。我们可采取"两条腿走路"的方法。动中乐，睁眼乐，做善事，面带乐，这是一条腿；静中乐，闭目乐，明道理，面带乐，这是另一条腿。在休息、睡觉、养病的时候，要随时提醒自己"面带笑意"，笑眯眯的；在学习、工作、行走、锻炼、娱乐、做家务的时候，要提醒自己以乐的心态，高高兴兴地去做。老年朋友们，让我们充满信心，因势利导，共同寻找快乐，创造快乐，享受快乐！

第十五节 获得快乐、享受快乐的方法和途径

很多人在追求快乐，却未必能享受快乐，这不仅是因为人生充满得与失、利与害、成与败、真善美与假恶丑的斗争，而且更是因为"人生迷于幻境，以为真实，甘受污染，不加洗涤，离道俞远"！（传说活到256岁的医学家李庆远语。）怎样才能不迷于幻境，得到快乐，同时享受快乐呢？实践表明，下面四个方面是获得快乐、享受快乐的有效方法和途径。

1. 以善为乐

以善为乐讲的是思想方法，有两个含义，一是指视善为乐，把一切善事都当作乐事。二是指善必生乐，一切善的动机和善的言行，必然会结出善果，生出快乐来。因此说来，哪里有善，哪里就有乐，处处有善，处处有乐，时时有善，时时有乐。

2. 以乐求乐

人生的一切行为都在求乐，衣食住行是求乐，治病、健身是求乐，工作、学习、劳动、修炼也是求乐。应该怎样去求乐呢？应该以"纯洁、宁静、乐观、自信"的心态和形态去求乐。以乐求乐，也有两个含义：一是指乐既是目标又是手段，乐是正确目标（社会进步、大家同乐）与正确手段（纯洁、宁静、乐观、自信）的高度统一；二是指建立"乐"的良性循环，从乐到乐，螺旋上升，每次循环都使乐推上一个更高的水平。

3. 真心装乐

前面讲的以善为乐、以乐求乐，指出了乐是永无止境的，这就告诉我们，要追求乐、享受乐，就需要我们循序渐进地练乐。怎样练乐呢？具体练法是：动时"装乐"，静时"查乐"，交流"谈乐"，时时"献乐"。

（1）动时"装乐" 除了睡觉、休息之外，所有时间都提醒自己"要乐"，因为这种乐，不是自然而然地从心里产生出来的，所以叫"装

乐"。真心"装乐"，可以引发"真乐"，"装乐"的目的在于"心乐"，如果"心乐"了，那么"面乐"是自然而然的现象了，用不着再"装乐"了。

（2）静时"查乐"　在休息、"闭目养神"时，心平气和地查一查自己有没有损害"自乐"与"他乐"的事情，如果有，想一想为什么、有什么害处、以后怎么改正，道理明白了，又有了改正的办法，就放心了，又乐起来了。

（3）交流"谈乐"　朋友交谈时，大家交流乐的经验，谈乐的心得体会，不要谈论些不愉快的事情。若有人病了，大家要用"只管乐，不管病，病自消"的"九字方针"鼓励他（她），使他（她）有信心、有勇气、快快乐乐地去战胜疾病。他乐了，自己也乐了。

（4）时时"献乐"　"献乐"实质上就是"练乐"，真心"献乐"，就是真心"练乐"，是获得乐、享受乐的辩证统一。

4. 自然得乐

"真心献乐"是因，"自然得乐"是果，乐是奉献与获得的高度统一，从装乐到真乐，从形乐到心乐，从不自然状态到自然状态，心到自然成。到了"自然得乐"的状态，就是真正享受快乐的时候了，这时，不仅是享受到了快乐，而且各种疾病都能自然得到治疗和自愈。

第十六节　乐与善

乐是地地道道的善的行为，乐不会从天上掉下来，也不会自己产生，乐需要我们去练，去实践，去追求。我们练乐，要乐而不俗，乐而不痴，乐而不浮，乐而不卑，乐而不骄，乐而不讥，乐而不诈，乐而不极。

我们练的乐，其标准是"五乐"，即生乐、中乐、真乐、常乐、同乐。

练乐的内容是"四善"。四善，即善的动机、善的情绪、善的方法、善的效果。

人的一生从某种意义上讲就是在追求健康、幸福、快乐。而快乐源于善，无善之乐非真乐；无乐之善非真善。乐的五个准则（或标准）在第十一节已作了介绍，现在介绍善的含义及其评价标准。

一切有利于个人和家庭而无损于他人、集体和国家的思想和言行都属于善；若有利于个人和家庭，也有利于他人、集体和国家的思想和言行则是高层次的善。

一、善的四要素

（1）善的动机 对个人来说是为了自我完善，自得其乐，同时也为了社会进步，大家同乐。

（2）善的情绪 面带笑意，心平气和，慈祥愉快，自由自在，善的情绪有利于自己，也有利于他人，至少不损害他人。

（3）善的行为 善的行为是，以善为乐，与人为善，助人为乐，因势利导，有效斗争，这里有动有静，动指行为、静指思想，要动中善，静中善，对己善，对人善。

（4）善的结果 对个人来说，就是治病健身，益智延寿，还应发展为家庭和、事业兴、万事谐。这四要素缺一不可。

二、善的评价标准

（1）思想、行为是否符合公共利益 公共利益是善的基本原则，正如孟德斯鸠所说："个人利益永远包括在公共利益之中，要想和公共利益分离，等于自取灭亡。"毛主席也一直提倡集体利益与个人利益相结合的原则是一切言论行动的标准的社会主义精神。

（2）思想、行为的动机和效果是否辩证统一 也即主观动机与客观效果的统一，善心与善果的统一。这也是评价善的重要标准。应该是良好的动机，恰当的方法，完善的结果。

（3）思想、行为是否符合"三大规律" "三大规律"是指人体生命的运行规律、社会发展规律、自然发展规律。善的行为应是符合这三大规律，与社会和自然和谐、适应、平衡。

只有具备四要素的善、符合善的三个评价标准的言行才是真正的善。

练乐的形式是：慈祥愉快，自由自在，顺应自然，舒适安泰。

当我们没有快乐的事情时，应该怎样练乐呢？只要给自己一个"要乐"的暗示，并真心"装乐"，就行了。把"乐"当作一种善行、善内与善外的统一，在没有遇到快乐的事情时，尽可能保持"面带笑意，心平气和"，就是练乐。当我们遇到疾病、困难、挫折和不幸时，应该怎样练乐呢？可以进行"充满信心""乐观自信""镇定自若""积极等待""耐心等待"等自我暗示，就是练乐。如果此时能表现出"慈祥愉快，自由自在"的状态，那么，练乐的水平已比较高。

为什么说乐是善的行为呢？乐，对自己来说，有利于身心健康；对他人来说，可给他人带来快乐，形成人际间的和谐。因此，乐，既有利于自己，又有利于他人、集体和国家，这是地地道道的善的行为。既然乐是善的行为，我们就应该提倡，去追求。然而乐又不会自己从天上掉下来，所以，我们就应该自觉地、努力去练，积极去实践，以得到身心健康。

第十七节　乐与宽容

能宽容才会乐，什么是宽容？宽容就是宽厚能容人，庄子说"常宽容于物，不削于人"；宽容就是宽大有气量，"能容天下难容之事"；宽容就是不计较，不计较得失，不计较他人一时损害自己，不计较名利地位；宽容就是不追究，不追究已往的积怨，不追究他人曾对自己的不礼貌或损伤；宽容就是理解，能理解他人的处境和难处；宽容就是化解，能化解各种矛盾；宽容就是无私，不自私自利；宽容就是奉献，愿为他人、社会、国家做力所能及的事；宽容就是严于律己，宽以待人；宽容就是能忍别人所不能忍。

宽容是做人处世的一面镜子，处理好人际关系的手段；宽容是衡量道德的一把尺子，是保持心平气和的一个砝码。人生最大的美德就是宽容。

宽容是快乐的引子，要想快乐，先要学会宽容，会宽容的人才会快乐。我们讲过乐是怎样产生的，从生理学和心理学的角度说，乐是人对客观事物符合了自身的需要而产生的态度的体验，就是说，乐是满足了自己物质的或精神的需要而产生的。一个人只要能宽容，无论在物质上还是在精神上，是很容易得到满足的，经常都是满足的，所以说，宽容是快乐的引子，有了宽容就可以引出快乐，就会产生快乐。

我们的母亲是宽容的，无论我们做错了什么事，只要幡然悔悟，母亲总是用宽厚的心，疼爱我们，谅解我们。我们人类的母亲地球，也是宽容的，它无私地提供给我们衣食住行，然而当人类无休止地滥采、滥伐、滥倒排泄物、伤害和污染地球时，地球宽容了我们，照样接纳我们，为我们无私地提供着能源。因此，我们对母亲总是无限地崇敬、最真诚地爱。我们应该像母亲一样的宽容。

其实我们每个人都有宽容的本质，只是有时被"自私"掩盖了，成为一个心胸狭隘的人。只要我们注意提醒自己克服"自私"，恢复宽容的本质，就会成为一个快乐的人。

第十八节　善于驾驭自己的情绪

情绪是人对客观事物是否符合自己需要的态度的体验。如，在工作、生活上有了意外的收获或挫折时，或受到别人的赏识、称赞时，或遇到困难得不到解决时等，我们往往要表现出自己的态度，不同的态度使我们产生不同的心理体验，从而产生喜、怒、忧、思、悲、恐、惊七情。情绪在我们日常生活中是不可避免的，倘若没有了这些情绪，也就没有了生活，没有了艺术。各类情绪在一定条件下，可以有利于身体健康，成为生活的动力；但是，不良的情绪（急、悔、怨、恨、恼、怒、烦）可成为损害健康的因素，即使是高兴等好的情绪，若不加以控制，任其泛滥，也可以损害健康，如历史上有名的"笑死牛皋，气死金兀术"，所以，我们要学会驾驭自己的情绪，让它有利于健康，至少不能损害健康。

心理学家认为，使情绪发生变化的原因，有外因和内因，外因如学习、工作、生活中遇到的各种高兴或不愉快的事情，但主要的是内因即主观因素在起作用，也就是说，情绪变化取决于本人对事情的认识和所持的态度。同一件事，从不同角度去认识和采取不同的态度，产生的情绪会完全不同。一位母亲，有两个女儿，大女儿卖鞋，小女儿卖伞。天阴下雨时，这位母亲发愁大女儿鞋卖不掉，天晴时，这位母亲发愁小女儿伞卖不掉，整天发愁。后来，有人告诉她，天阴下雨时，她小女儿的伞很好卖，而天晴时，大女儿的鞋很好卖，从此，天阴天晴这位母亲都很高兴。可见，同一件事从不同角度看，有不同的结果；对事情的认识和所持的态度不同，可以产生不同的情绪甚至相反的情绪。既然情绪产生的原因主要取决于主观因素，我们怎样学会驾驭自己的情绪就有入手的地方了。当客观事物符合自己的需要而产生满足、兴奋、高兴时，要提醒自己保持冷静、要"中乐"，既要享受这种良性情绪的幸福、满足、欣快感，让它有利于健康，又不让它"乐极生悲"损害健康。当客观事物不符合自己的需要而产生不良情绪时，往往不容易摆脱，不妨用下面的方法加以消除：

（1）从相反的方面去想一想，反悲为乐 如丢了一件心爱的东西，可用"塞公失马，焉知非福""舍财免灾"等方法自我安慰，消除不良情绪。

（2）适当发泄 若有悲痛、愤懑、怨恨等不良情绪而难以摆脱时，可向自己的家人、亲朋、挚友等诉说，有时可以伴随哭泣，把内心的不良情绪发泄出来。

（3）反省自己 从多方面想一想事情的来龙去脉，看看自己哪里做得不对，或者进行角色转换，站在对方的立场去体会对方的感受，有时会起到意想不到的效果。有一位护士经常因为患者和家属不配合而生气，有一次她自己的孩子病了去儿科就诊时，方才体会到患者和患者家属是一种什么样的心情，在之后的工作中变得与以前判若两人。

（4）心理咨询　现在我国各级各类心理咨询机构越来越多，形式有门诊、电话、信函等多种，当遇到情绪问题而用上述方法不能解决时，可采用这条途径。

第十九节　老年人要自寻乐趣

乐趣是指使人感到快乐的意味。乐，是老年人心理健康的标志，也是身体健康的标志。快乐是一种自我体验，任何人代替不了自己的快乐，也无法体验自己的快乐。乐趣因人而异，同样一件事，可引起这个人的极大兴趣，对另一个人则未必。所以，乐趣要自己寻找，自寻乐趣。由于快乐既是老年人身心健康的标志，又是促进老年人身心健康的有效途径，因此自寻乐趣就显得非常重要。自寻乐趣可通过以下途径实现。

1. 以善求乐

善是乐之根，乐是善之源。这里的善是指具备"善的四要素"（善的动机、善的情绪、善的行为、善的结果）的善。做善事，就是修心养性。善的动机狭义讲就是为了自我完善、自得其乐。若做了一件善事，就会感到满足、快慰、踏实、舒畅，就会产生符合"五乐标准"的乐（生乐、真乐、常乐、中乐、同乐）。

2. 净能生乐

净是心灵纯净、克服缺点、使我们纯洁无私。可用"善树"来比喻善、乐、净的关系：净是这棵善树的根，静是树干，乐是树冠（枝、叶、花、果）。静，不仅是静养、宁静、人静，而且是安详、和谐、适应、平衡状态；人与社会以至与自然的和谐、适应、平衡状态；人体内的和谐、适应、平衡状态。所以说"乐中求静（净），静（净）生乐，静中求净，净生静，倘若失去静和净，乐便无根亦无茎"。

3. 知足常乐

乐是一种良好情绪，是满足了需要而产生的自我体验。因此，乐是相对的，它是实现值与期望值的比值，即乐 L = 实现值 S/期望值 Q（L =

S/Q）。L≥1，快乐；L＜1，不快乐。若期望值适当，通过努力可以达到，即可以实现，就会得到快乐。对实现值都感到满足，即知足，自然经常都是快乐的。

4. 书琴自乐

习练书法，学习绘画、弹琴，自我欣赏，自得其乐。自己认为"得意之作"，可以留下来，备作老年绘画书法展时拿出来，提供展览，从中可以得到极大乐趣。

5. 垂钓乐

钓鱼是融娱乐、运动为一体，自古至今为大家所推崇的一种高雅的活动。将自己溶于大自然中，置身于天水之间，饱吸着富含负氧离子的新鲜空气，忘却了一切烦恼，看着鱼漂，等待着钓起鱼时那种兴奋心情，这种乐趣，只有亲自体验一下，才能品味得到。

6. 书中寻乐

读一本好书胜似交了一位好朋友。不仅可以增加知识，开阔眼界，而且可以从书中获得许多别处无法得到的乐趣。老年人寻求乐趣的途径和方法多种多样，可根据自己的条件和环境灵活选用，只要能获得乐趣，对身心健康有益就行。

第二十节　怎样解除忧虑

忧虑即忧愁思虑，是常见的影响身心健康的不良情绪。是心理不健康的一种表现。它是人们健康的大敌。忧虑若久久不能解除，常可置人于死地。如林黛玉由于忧虑，多愁善感，年轻轻的就死于肺病。又如，某科研所的一位所长，年底任期已满，但上级迟迟不下达下届的聘任书，四个月后，这位所长由于忧虑无法解除，患了胃溃疡，治疗两个月后，不但没有好转，发展为大面积深度溃疡。正准备住院治疗时，所长的聘书下达了，他连任所长。忧虑解除了，胃溃疡仅仅一个多月的时间，就大有好转。七月份我们参加"高评会"时，他不仅精神很好，吃饭比我还多，胃也不痛了。10 月份，胃溃疡基本痊愈。国庆放假期间，他侄子来他家，因为患感冒，给他侄子输液，才输了一半，他侄子大叫了几声，心跳和呼吸突然停止，经抢救无效，死了。这个突如其来的打击，他的胃溃疡又大发作。由于过度忧虑，11 月份诊断为胃癌。12 月份做了手术。手术后，一度有所好转。但是，他的这个忧虑并没有解除。病情又恶化，次年 4 月 21 日去世。这两个例子提醒我们，对忧虑这种不良情绪，不能掉以轻心，它是一个杀手，一旦有了忧虑，应该尽快给以解除。

产生忧虑的原因多种多样，但是，归根到底与一个人的性格、心理健康的状态，以及所处的环境和遭遇有关。怎样解除忧虑呢？可选用以下方法。

1. 坦然宣泄

如到无人的地方痛哭一场或大吼大叫一顿或与信得过的人倾诉。用无拘无束的、坦然的方式将心中的忧虑宣泄出来。上文提到的那位所长住院时，我也在住院，他住三楼，我住四楼，我曾多次与他谈心，试图将他心中的忧虑引导出来，让他坦然宣泄后，再从心理上给他开导和帮助。但是，此人过于内向，对他家发生的这件众所周知的事情，在谈心时，他一直"保密"，避而不谈，自己压在心中，别人无法帮助，最后导致悲剧的发生。

2. 做善事

帮朋友做件好事，或帮助家人做件好事……从中得到安慰。什么是善事？凡有益于自己、有利于他人、有利于集体和国家的事都属于善事。当你做了一件善事，你就会感到满足和快乐，这就叫"以善为乐，以乐求善"。当你一旦有了善心，心中产生了乐，忧虑自然就解除了。

3. 与朋友交谈，获得朋友的帮助

忧虑是一种自我体验，你所忧虑的不一定是事实，与朋友一交谈，别人从另一个角度作些解释，你认识到你的忧虑是多余的、自找的，你就会从忧虑中自动走出来。

4. 自我激励

对自己做的成功的地方，如做了一件善事或成功地接待了朋友、处理了一件事情，用以激励自己，增加自己的信心；或找一位你认为可以作为"榜样"的人，向他（她）学习、模仿他，并发现自己很多地方很像他，从而激励自己继续模仿下去。

5. 主动休息，防止疲劳

忧虑和疲劳互为因果。当人疲劳时，则易忧虑；当人精力充沛时，则心情轻松愉快。怎样防止疲劳？最有效的方法是"主动休息"，心脏一生都在不停地工作，为何它不疲劳？就是因为心脏能主动休息，心脏在一天24小时中，仅工作9小时，即心脏尚未疲劳时，就进行休息了，所以心脏不疲劳。我们只要稍感疲劳时，就主动休息，即可防止疲劳。

6. 良好的生活习惯

要使自己的生活符合"三大规律"（人体生命的运行规律、自然规律、社会规律）养成良好的生活习惯。如早睡早起，每天有序安排生活，并安排每天做件善事；对社会上某些自己看不惯的事，要做到"看不惯，想得通，因势利导，积极处世"，不要自找烦恼。

7. 冷静分析

对产生忧虑的原因进行冷静分析，是心理性的、病理性的或是生理性的？若是因为疾病引起的，应去医院治疗；若是因为更年期出现的生理性改变引起的，也应进行治疗；若是心理障碍引起的，应进行心理调整。总之，产生忧虑，不会是无缘无故的，总有其原因。根据其原因，对症下药，定能解除它。上述方法不是每条都用，根据自己的具体情况，选用其中一两条即可帮你从忧虑中走出来。

第二十一节　怎样搞好人际关系

人际关系的好坏，是检验一个人心理健康的标准之一。怎样处理好人际关系，与周围的人（包括同事、朋友、亲戚、父母、夫妻、子女等）和谐相处，既是心理健康的标准，又是获得心理健康的方法和途径。良好的人际关系，有三个层次，即"正确的"人际关系、"亲密的"人际关系和"建设性的"人际关系。

一、建立"正确的"人际关系

就是搞好一般的人际关系。只要求与周围的人和谐相处、和睦相处。健康的心理总是表现为良好的人际关系，或者说，良好的人际关系是健康的心理基本的和最重要的表现。要获得健康的心理，建立"正确的"人际关系非常重要。建立"正确的"人际关系有五个基本要求，又称五个基本原则。

1. 不指责、不批评

父母长辈普遍喜欢批评训斥他们的晚辈，尤其是父母，有的父母批评唠叨简直没完没了，即使无效也决不放弃，还喜欢算旧账，严重者非打即骂。有的人对朋友、同事喜欢指责、"教育"别人，尤其是手里握有一点权力的人，更喜欢用这种关系模式，这是造成不良人际关系的重要根源。对待任何人都应该采取尊重和平等协商的关系模式。我们所说的不批评、不指责，不仅限于口头上的不批评，而是要求内心持不批评的态度，内心就是平等协商的态度。

怎样才能做到对别人"不批评""不指责"呢？首先要将自己的思维方法和观察事物的视角调整正确。任何事物、任何人都有两面性，有正确的一面和错误的一面，有优点和缺点，有好的一面和不好的一面。观察事物或人时，要用正确的思维或称科学的思维方法，辩证地看问题，两面都看到。看人时，首先要看到别人的优点、长处、美的一方面，并给予肯定。对别人的缺点、不足的地方，看作是自己的缺点和不足，若自己有，就加以改正，若自己没有，就作为自己的"警戒"，加以提防。若自己有背后说别人坏话、乱讲别人的短处或缺点、喜欢传播"小道消息"等不良习惯，这是破坏人际关系的祸根，必须下决心根除这种"毛病"，否则无法搞好人际关系。第二，要给别人"好话听"，给别人"好脸看"，做到"口传心声""面传心意"。你有一颗善良的心、仁爱的心，要通过口传出来，变成"好话"表达给别人听。你这颗纯洁的心、慈祥的心、博大的心、无私的心，要通过面部表情表达出来，把你的心意让别人知道。这一点很重要，又不容易做到，这需要我们从理论上加以认识。

为什么要"不指责""不批评"呢？为什么要给别人好话听、给别人好脸儿看呢？因为，当你是真心实意地表扬别人、肯定别人的优点和美德时，若别人在场，听后心里会很高兴；若别人不在场，这个信息已经客观地存在于时空当中，他迟早会接收到这个信息，当他收到了这个信息，仍然会感到很高兴。这时他会感到你是个好人，他同样会看到你的优点。你们之间的关系，不知不觉地就拉近了、和谐了。这种信息的反馈，也遵循"力量相等，方向相反"的原则。你说别人的好话，反馈的信息就是好信息。反之，你在背后讲别人的坏话、指责别人，别人同样会指责你、贬低你，反馈回来的信息就是坏信息。所以，搞好人际关系的关键是不能发出有损他人的坏信息。不仅是当面，在背后也不能讲别人的坏话。不论是当面或是背后，都要给别人好话听。

2. 不侵犯别人的抉择权

任何人都有自己的自尊心，做任何事都有自己的思维方法和工作模式，在生活上各自有自己的生活习惯，要尊重别人的自主权，不要代替别人作抉择和作决定，要尊重别人的抉择权。有的人很"热心"，喜欢为别人包办或代替别人做一些事情，这是在社会上一些"好心人"造成不良人际关系的重要原因。凡事应该启发别人思考，而不是提供现成的答案，不要代替别人做出选择，侵犯别人的抉择权，更不能包办代替。这样，别人就愿意接近你、相信你、有事就愿意与你商量。

例如，有一个人开着一个中药店，他的一位朋友想到他的药店里买一味药，此药比较贵，他出于好心，对他的朋友说："这种药比较贵，我的药店里要加30%的利润，我建议你去药材批发市场去买吧。"他的这位朋友听候很不高兴。他也很不理解，自己一片好心，却落得个无趣。为什么？这是一个在日常生活中常见的好心人侵犯别人抉择权的例子。因为别人在哪里买这味药是别人的权利，应该让人家自己去选择。他应该这样说："这种药比较贵，我的药店里要加30%的利润，买下来就贵些。药材批发市场就比较便宜，你是在我的药店里买，还是去药材批发市场买？"如果别人根本不知道药材市场在哪里或别人本来就是要在你的药店里买，你前面的说法，就侵犯了别人的抉择权，别人当然不高兴。

有时候，与朋友一块去买东西，也要注意不要侵犯别人的抉择权。可以建议，也可以把自己的想法说出来，但不要替别人做出决定，更不可把自己的想法、看法强加给别人，为别人做出抉择。

3. 不偏倚，或称中立原则、等距离立场

人生活在社会上，总会遇到各种矛盾，产生不顺心的事情，出现心理冲突。这时，对别人的心理冲突诸方面要保持"等距离立场"，即对别人心理冲突的各方面保持中立，不偏向心理矛盾的任何一个方面。例如，某人长期想离婚又不想离婚，十分痛苦，对这样的人生大事他不可能没有确定的道德观和主张。对这样的心理冲突需坚持中立态度，要开导他，启发他，让他自己做出决定。你若劝他离婚，他内心可能会出现许多不离婚的好处，若在你劝告下，最终离了婚，他会恨你一辈子；你若劝他不离婚，他生活很痛苦，也会恨你，形成不良人际关系。这种不偏倚或等距离立场或中立原则，对其他多种心理冲突都适用。

4. 不侵犯个人的所有权

个人的所有权包括财产、私人物品、隐私、知识产权等。所有权，是一个很敏感的问题。若处理不当，常常把人际关系搞紧张，甚至发展成敌对的人际关系。民间流传着一句话："亲兄弟，明算账。"说明民间早就认识到尊重别人的所有权、不侵犯别人的所有权是建立"正确的"人际关系必须遵循的原则。社会上这种例子非常普遍，为财产亲兄弟反目成仇、好朋友再不往来。有时候你不以为然却把朋友得罪了。有两位好朋友亲如兄弟，其中一位原来骑一辆自行车，后来又买了一辆摩托车，自行车很少骑了。另一位没有与他商量，自以为是好朋友，就把自行车送给别人骑了，俩人的关系从此后渐渐疏远。类似的例子很普遍。几位朋友经常互相交流学术思想、科研结果。其中一位把别人没有发表过的资料在自己著作中发表了，引起了很大的矛盾。其他几位把这种情况反映到她单位上，影响了她晋职称，朋友关系全被破坏了。不仅私人的财产、私人的物品、知识产权非常敏感，不能侵犯，个人的隐私也不能侵犯，"女不问年龄，男不问钱"，是大家熟悉的一种社交礼貌，其实就是大家公认的不能侵犯个人的隐私权。即使是夫妻、父子、母女之间，也不能侵犯个人的隐私权，处理不好，同样引起关系紧张。

5. 尊重、赞赏、不干预别人的爱好

每个人都有自己的爱好，有人喜欢跳舞，有人爱好爬山、养鸟、养鱼、看书、武术、书法、绘画、钓鱼、养宠物……在工作上也"人各有志"，各人有自己的志向和抱负。不要把自己的爱好和志向强加于人，也不要干预别人的爱好。这是建立正确人际关系的原则。要持尊重、赞赏别人爱好的立场，一定不要干预或力图改变别人的爱好。否则，就会引起别人的反感，造成人际关系的紧张。

二、建立"亲密的"人际关系

一般的"正确的"人际关系再深入一步，就进入了"亲密的"人际关系。人际相互作用的有效性和有益性很大程度上取决于他们之间关系的性质，即是否是亲密的。我们应该建立像母子一样亲密的人际关系。亲密的人际关系不是短时间内可以发展起来的，并且都不是一劳永逸的。建立亲密的人际关系，应该提供或创造一个随便和宽松的气氛。发展亲密关系可以从下面几方面入手。

1. "接受"对方是发展亲密关系的前提

所谓接受，指宽容对方的弱点和短处，同时又重视对方的长处和优点。只有你接受了对方，对方才可能接受你，亲密的人际关系的前提便是相互接受。

2. "理解"对方是亲密关系的基础

"理解"是指能理解对方的做法和难处，同情对方的处境，能设身处地地为对方着想，做到能把对方的话用自己的语言表达出来。只有理解了对方，才能心心相通。在心心相通的基础上，才可能发展亲密关系。若用一套让人无法反驳的道理迫使别人点头，这种做法是与理解背道而驰的，不可能建立起亲密的人际关系。

3. "尊重"是建立亲密关系的核心

"尊重"是指把人可有可无的属性（如美貌、学问、才能、财富、地位、权势等）搁置一旁，把对方作为有思想感情、有内在体验、有生活追求和世界上唯一值得尊重的活生生的人去对待。把对方看作具有个

人独特性、独立自主性地去对待。我为什么尊重你？理由很简单，只是由于你和我一样，都是人。人性的尊严是命运无法夺走的。尊重对方，对方才能尊重你，只有相互尊重，才可能建立亲密的关系。

4. "投情"是走进亲密关系的大门

"投情"的意思是，暂时抛开自我而与对方认同，即设身处地、将心比心、力图走进对方的内心世界里面去，不做任何评判，去体验对方的体验。也即"善解人意""想到一块去了"，因此，专心、耐心、关心地倾听对方的叙述，是投情的必要过程。只有投情了，对方才会毫无顾虑地畅所欲言，不论说什么，也不论如何说，对方都不担心你看不起或被拒绝，对方才会把你看作你们两个人是休戚与共、利害相连的人，这时，你就走进亲密关系的大门了。

三、建立"建设性的"人际关系

只有"正确的"和"亲密的"人际关系，良好的人际关系还不稳定，还应该再深入一步，建立"建设性"的人际关系。这里"建设性"的含义是：两人的关系是互相促进、互相帮助、互相理解的人际关系。各人都有自己的独立性，都有各自的自尊心和自信心。两人互相激励，有利于各人潜力的发挥。关心对方的内心体验，理解和帮助对方，是建立"建设性"人际关系的关键，但又要注意不损伤对方的自尊心和自信心。只有这样，才能建立一种良好的、稳定的人际关系，从而获得心理健康。

由于文化背景、受教育的程度、知识层次、爱好和兴趣的不同，不是和任何人都能建立"亲密的"和"建设性"的人际关系。"人生有一知己足也"，可见，自古以来，建立起"亲密的"和"建设性"的人际关系是不容易的。但是，建立一般的"正确的"人际关系是必要的。因为良好的人际关系是心理健康的最重要的指标，是心理健康最基本的表现，是获得心理健康的最有效的方法和途径。我们说的搞好人际关系，指的就是一般的"正确的"人际关系。第二、三个层次的人际关系，对心理健康也很有作用，尤其当自己遇到烦恼、忧虑等不良情绪时，或遇到困难时，有这种深层次的良好的人际关系，常常是我们摆脱这些不良情绪或困境的最好帮手。所以，我们一定要建立"正确的"良好的人际关系，不失时机地争取建立"亲密的"和"建设性"的人际关系，并且记住良好的人际关系不是一劳永逸的，是不稳定的，要经常加以培养和呵护。

第二十二节　适应老年生活

　　人的一生有六个阶段、七大转变或称转折。第一，出生。从母亲的体内出生到世上。这个突如其来的变化，要自己开始呼吸、吃东西、突然由一个恒温的环境里到了一个冷冰冰的空旷世界，非常害怕，所以，孩子出生的第一件事就是哭。第二，出生后到上小学。这是一个无忧无虑的以玩为主的阶段，无意识地学习吃、喝、大小便、穿衣服、说话、唱简单的歌、跳舞等本领。第三，读小学和中学。这是一生中最主要的基础学习阶段。这个阶段的学习是"督教式"的学习，在老师和家长的督促下、以教为主的学习模式。为将来读大学或工作打基础。第四，读大学（含研究生）。这一阶段的主要任务仍然是学习，但已不是"督教式"，而是自主式、启发式的学习，为将来的走入社会学习技能和知识，有明确的学习目标。有许多人这个阶段不是在学校里，可能是上"社会大学"。第五，开始工作到退休。这是一生中最长、最生动、最有创造性、体现着人生价值、各在不同的岗位上为社会创造财富的阶段。第六，从退休到生命停止。这一阶段非常复杂，各人的差异很大，身体和心理的变化都在逐渐地老化，若出生是人生的第一个大转折，这是人生的第二大转折。由于各人对这个阶段的认识不一样，所以心理变化就不一样，导致身体健康也不一样，有的人可能退休后心身都健康，有的人就可能患心身疾病。第七，从有机体变为无机物。

　　现在谈谈怎样适应退休后的老年生活。

　　前面我们已经讲了正确认识衰老、争取延缓衰老、正确对待年龄、老年人的心理特点、怎样做到心理健康，以及许多保健方法等等。现在讲讲老年人应该怎样生活才能适应老年人的特点。

老年人应该怎样生活，概括起来有十六个字，即所谓"生活十六字箴言"：面带笑意，心平气和，慈祥愉快，自由自在。人到老年，在生活上要适应老年人的身体和心理特点，尤其要适应在社会和家庭中地位和环境的转变。人到老年后，由于身体的衰老，原来很容易做的事，变得很吃力或做不到了；各种病痛不停地前来光顾；怎样面对这个现实？在心理方面，离开自己工作了几十年的熟悉环境而产生的失落感；由于体力下降、记忆力减退、脑力迟钝、易疲乏等而产生的衰老感；儿女成家出现"空巢"而产生的孤独感；社会角色的改变、家庭环境的改变而产生的猜忌和不满情绪；以及老年人普遍存在的保守与固执倾向等。怎样调整自己的心理？适应现实，正常、快乐地生活？治疗这些"病"的有效"药方"是"面带笑意，心平气和，慈祥愉快，自由自在"。我在临床中应用这十六个字"治疗"了很多人，都收到了很好的效果。面带笑意，是指不要整天板着个苦瓜脸、黄瓜脸，而是面带"笑意"。有点笑意就行了，不要假笑，冷笑。这个笑意是内心愉快的外部表现，是内心和外形的统一。不要整天装笑，而要修炼内心的乐，内心乐了，脸上的笑意自然就有了。心平气和，对任何事情都不气不急，心平气和地对待和处理。对待社会、家庭、朋友、子女都能顺其自然。社会和家庭出现的各种现象，不要看不惯，要懂得这是社会发展规律所决定的，心平气和地去观察它，不是看到了就生气上火，而是用研究的态度去观察它。对待朋友和子女的消费观、各种行为和处理事情的做法，不要用自己保守固执的思想去干预。要"看不惯，想得通，因势利导，积极处世"。慈祥愉快，慈祥，即慈善安详，要有一副慈善安详的面孔，做个慈善老人。不仅慈善，更要愉快，只有愉快才可能慈善，一个不愉快的人，是不可能慈善的。慈善愉快，也是内心乐的外部表现，所以，修炼内心的乐是本。自由自在，是指自由自在地生活，不受环境和他人的约束及控制。心里坦然自在，轻松愉快。自己按照"三大规律"（社会发展规律、自然发展规律、生命运行规律）自由自在地生活。不要与别人比，"人比人，气死人"，要随遇而安，自我满足，愉快生活。生活十六字箴言是老年人心理健康的标志、身体健康的保证。

第二十三节　老年人的"处世"

处世，即待人接物，应付世情，与世人相处交往。人到老年，工作和人际关系产生了一个大的转折，离开了搞了几十年、非常熟悉的工作和工作环境，以及和自己工作了多年的同事和朋友。突然来到了一个范围比以前狭小、环境和人员都不大习惯的环境。这时，应该怎样待人接物，应付世情，与世人相处交往，对老年人的身心健康有重大影响。若处理得好，不但不会产生"离退休综合征"、避免产生某些"心身疾病"，而且还会增进健康。所以，必须重视老年人的处世问题。

长寿老人的经验告诉我们，老年人有益于健康的处世方法，总结起来有十六个字，即"处世十六字箴言"：以乐求善，以善为乐，以人为善，助人为乐。人步入老年期后，由于身体和心理（精神）的老化、生活环境和工作环境的改变等多种原因，在处理事物和人际关系方面，即处世方面会出现许多不利于身心健康的情况，如多管闲事或闭门独居不愿意接触人；看不惯子女的许多做法或不恰当干预子女的生活及工作；经常回忆过去不愉快的事或看不惯现在一些领导的许多做法等。这些不健康的心理状态，若任其发展，随着身体和心理的进一步老化，会形成恶性循环，严重影响老年人的身心健康。许多老年人的心身疾病，如高血压、冠心病、癌、老年性痴呆等都与这些不健康的心理有关，所以，世界上称这类疾病为"心身疾病"，即由于心理因素而引起的身体上的疾病。解决"处世"的有效方法，就是"以乐求善，以善为乐，以人为善，助人为乐"。"善"：不损害国家、集体、他人和自己，是低水平的善；有利于国家、集体、他人和自己，是高水平的善。以乐求善，就是用乐的心态去做善事。我们每天所做的事情，其实绝大部分都是善事，只是我们都不在意，也就不会产生乐的心态。若我们意识到这一点，自觉地、主动地用乐的心态去做善事，特别是有意识地去做些高水平的善事，你就会对周围环境和人产生兴趣，愿意接触人、喜欢去做一些有益于身心健康的事。从而营造一个良好的处世氛围。以善为乐，把做了善事看作是乐事，做了一件善事，就感到快乐、美好、满足，有一种自我陶醉、自我欣赏的愉快心情。其实，"善"的本身就蕴涵着"乐"，在某种意义上讲，善和乐有许多共性。从信息论的原理看，当你做了一件善事，就会有好的信息反馈给你，你收到这些好的信息，就会从内心悠然产生愉快、满足、美好的心情。所以，"善"和"乐"既是因果关系，又是辩证统一关系。以人为善，以人，是做人的意思。做人要善良、友善。要善心善意地待人接物，应付世情，与世人相处交往。因为你待人是友善的，所以，你心里就踏实；你待他人好，别人对你就好，你就愿意接触人，别人也就喜欢接触你。这就形成了一个非常和谐的人际关系氛围，从中就可以获得许多良好的信息反馈，自己就会感到幸福和快乐。助人为乐，有两个含义，一是把帮助他人看作是件乐事；二是帮助别人会产生乐。把帮助他人看作是件乐事，你就乐于助人。当别人有困难或需要人帮助时，你就会主动地去帮助别人。当你帮助了别人，做了一件善事，你本人就会感到满足和快乐，同时，你做了善事，就会有好的信息反馈给你，你收到这些好信息，就会不自觉地从内心涌出一种欣快和幸福的感觉。老年人用这十六字箴言处世，必然会营造出一个美满幸福的晚年。

第二十四节　心身健康的保障——生活有序化

生活有序化是指生活、思想、情绪、言行要符合"三大规律"——人体生命的运行规律、自然发展规律和社会发展规律。生活有序化是身心健康的保障。钟道恒博士说过一句话：许多人不是死于疾病，而是死于无知。因此，他再三告诫，不要死于愚昧，不要死于无知，因为很多病只要懂得"生活有序化"，遵循"人体生命的运行规律、自然发展规律和社会发展规律"这三大规律，是可以不让它发生，是可以避免死亡的。

一、生活必须符合人体生命的运行规律

在饮食方面怎样符合人体生命的运行规律呢？一般要注意以下几个方面。

1. "五食"——杂食、粗食、素食、淡食、鲜食

（1）杂食　指样样都吃，不偏食。因为人需要的营养种类繁多，分布在各种食物中，必须样样都吃才能满足人体的需要。

（2）粗食　很多营养成分是含在"粗粮"中，如，玉米中含的谷胱甘肽，有抗氧化、抗衰老作用；麦麸和大米的外层中含有大量 B 族维生素，所以不应吃太精细的米、面等。

（3）素食　少吃肉和动物性脂肪，防止血脂过高、引起动脉硬化、导致心脑血管疾病。人们常说："吃四条腿的（猪、牛、羊），不如吃两条腿的（鸡、鸭），吃两条腿的不如一条腿的（香菇等菌类），吃一条腿的不如吃没有腿的（鱼类）。"豆制品、各种蔬菜等素食对人体大有裨益。

（4）淡食　摄取食盐过多，是高血压、水肿等病的重要诱因。每人一天的食盐摄入量不要超过 6 克（外国人认为，不要超过 5 克，以 3 克为宜）。

（5）鲜食　食物尽可能吃新鲜的，不吃陈旧腐败的食物，少吃熏、腌食物，尽量少吃过夜食物。

2. "不饱便是祛病方"，吃饭以八成饱为宜

过饱会增加心脏的负担，易诱发心脏病；过饱损伤脾胃是一般常识；晚上过饱则影响睡眠；暴饮暴食是多种疾病的根源。有人做过这样一个实验，将一群猴子随机分为两组，"不饱组"每天只让它们吃八成饱；"吃饱组"每天都让它们吃十成饱。若干年后，"吃饱组"死亡将近一半时，"不饱组"尚全部健在。"吃饱组"由于吃得多，不仅肥胖，不好动，而且病也多，所以相继死亡。

3. 多喝水，少喝酒，不吸烟

水是人体新陈代谢的基础，人体靠水来运输养料、排泄废物、调

节体温、润滑关节，然而老年人对水的反应降低，所以不能口渴时才喝水。一般一天摄取水量不要少于 2000 毫升。每天喝少量酒，可活血化瘀，但多了则有害无益，酒精对肝脏的损害是很大的。科学研究证明，烟对人有百害而无一益，肺癌、冠心病、溃疡等多种疾病，吸烟都是重要诱因。

4. 营养物质的需求

（1）热能　人的基础代谢，60 岁比 20 岁减少 16%；70 岁则减少 25%，由于老年人对热能需求的减少，所以，饮食也应相应减少。

（2）蛋白质　老年人的蛋白代谢是分解快、合成少，所以，老年人的蛋白质摄取量仍应与成年人一样。一般每天每公斤体重 1～1.5 克。因蛋白的代谢过程中会产生一些有毒物质，所以，也不宜多吃。

（3）糖　淀粉是主食，是热能的主要来源，多了则产生肥胖，少了则适应能力降低，一般每天摄入主食 300～500 克为宜。老年人对糖的耐受力较差，尽量少吃糖。水果、蜂蜜中含的果糖，易吸收、不易转化为脂肪，适宜老年人食用。

（4）脂肪　摄入过多，尤其是动物脂肪过多，易导致血脂增高，引起血管粥样硬化、高血压、冠心病等。但脂肪也不能不吃，人体不能缺少的维生素 A、维生素 D、维生素 E 等必须溶于脂肪中才能吸收，所以，脂肪在生理上又是不可缺少的。吃一些植物油是有益的。

（5）维生素和无机盐　人体需要各种维生素和无机盐，缺乏任何一种，都可能引起疾病。如缺乏维生素 C，则患坏血病；缺乏铁，则患贫血等。维生素和无机盐广泛分布在蔬菜和水果中，尤其是深色的蔬菜（绿、黄、红等），所以，我们应多吃蔬菜和水果，以保证维生素和无机盐的供给。

关于根据个人的具体情况，适当地经常运动，另立题目讨论。

二、生活必须符合自然发展规律

自然发展规律是指我们生活的自然界及其发展规律，即一年有四季、一月有月亏月盈、一日有昼夜，以及生态环境。一年有春、夏、秋、冬，按一定的规律变化，即春温→夏热→秋凉→冬寒→春温→……按其属性，春夏为阳，秋冬为阴。按生物的生长，依次为生→长→化→收→藏。按气候的变化因素，依次为风、暑、火、湿、燥、寒。人的生活要顺应这些规律。《黄帝内经素问》曰："春三月，……天地俱生，万物以荣，夜卧早起，广步于庭，被发缓形，以使志生，……养生之道也。逆之则伤肝。""夏三月，……天地气交，万物华实，夜卧早起，无厌于日，使志无怒，……养长之道也。逆之则伤心。""秋三月，……天气以急，地气以明，早卧早起，于鸡俱兴，使志安宁，……养收之道也。逆之则伤肺。""冬三月，……水冻地坼（地裂，裂缝），无扰乎阳，早卧晚起，必待日光，使志若伏若匿，……养藏之道也。逆之则伤肾。"这段说明用起居来养生、长、收、藏。"善摄生者，无犯日月之忌，毋失岁时之和，……每冬至日，于北壁下厚铺草而卧，云受元气，每八月一日以后，即微火暖足，勿令下冷，……春冻未泮（pan，冰雪融解），衣欲下厚上薄，养阳收阴，……冬时天地气闭，血气伏藏，人不可作劳出汗，发泄阳气，有损于人也，……"这段说明秋天就开始注意暖足，冬天睡卧要注意保暖，春天穿衣应下厚上薄。"所以圣人春夏养阳，秋冬养阴，以从其根。"自然界的颜色、气味、季节与人体的关系见表2-1。

表2-1　自然界与人体关系表

自　　然　　界				五行	人　　体				
五味	五色	五气	五季		五脏	六腑	五官	形体	情志
酸	青	风	春	木	肝	胆	目	筋	怒
苦	赤	暑	夏	火	心	小肠三焦	舌	脉	喜
甘	黄	湿	长夏	土	脾	胃	口	肉	思
辛	白	燥	秋	金	肺	大肠	鼻	皮毛	悲
咸	黑	寒	冬	水	肾	膀胱	耳	骨	恐

每月有月亏月盈，潮汐起落，人体随这些自然变化也相应地产生着变化。人的经气也随月亮的由亏到盈而由弱到旺盛。经研究，人的体力平均每23天一个周期，每到周期的低谷时，人会感到体力很差，这时注意休息。情绪平均每28天一个周期，到周期低谷时，情绪易不稳定，这时要注意调整自己的情绪。智力平均每33天一个周期，我们

要利用好智力的高峰期,避开低蜂期。这些变化与月盈月亏、潮汐起落有密切关系。

一日有昼夜,人在白天活动,夜里睡觉休息,已是非常稳定的遗传规律。若失眠都会很不舒服,诱发多种疾病,所以不要人为违背这个规律,尤其是老年人,晚上不要熬夜,注意早睡早起,以符合这些规律。

三、生活必须符合社会发展规律

社会的发展是按照一定的规律发展的,从原始共产主义社会→奴隶社会→封建社会→资本主义社会→社会主义社会→……在每个社会阶段的各种社会现象,也有它的规律性,这些都不以人的意志为转移。人只能顺从这些规律,应用这些规律,不能违背这些规律。若违背这些规律,就会碰壁,造成不愉快,导致心身不健康。

如人的品行、素质,在社会主义社会的初级阶段,是高低不一、参差不齐的,这就导致在社会上表现出许多不文明的现象,甚至有犯罪现象。在领导层出现腐败现象。随着社会的发展,人的品行、素质的提高,这些现象也就会逐步减少以至于消失。所以,对这些现象要"看不惯,想得通,因势利导,积极处事"。并且要乐观,有信心,相信社会是在前进的。对这些现象不要生闷气,也不要怕,相信我们的党和政府有能力解决。

在生活水平上,随着"大锅饭"的打破,改革开放的深入,贫富差距会拉大;随着体制改革的深入,有的人要转岗,有的人要下岗;随着开放的深入,很多人的思想意识会受到外国的影响,导致一些上了年纪的人看不惯;随着生活水平的提高,人的消费观念有所变化,一些勤俭惯了的人也容易看不惯、想不通;随着经济体制的变化,人与人的关系也产生着变化;随着科学技术的发展,人的思想也随之发展和变化……这些都是社会发展规律所决定的,我们只能顺应它,适应它。世界卫生组织给健康的定义包括三个内容,即身体没有疾病和虚弱状态;心理健康;有良好的社会适应能力。衡量心理健康的标准,其中很重要的一条,也是良好的社会适应能力。所以，我们的生活符不符合社会发展规律，既是心身健康的保障，又是检验心身是否健康的尺度。生活有序化中，符合社会发展规律这一条，最容易被人所忽视，也最难做到。对社会保持良好的适应能力，我们应该牢牢地记在心中，以保障自己的心身健康。

第二十五节　在生活中修炼乐的方法

练乐法是一种创造快乐人生的方法，也是获得完满健康的有效方法。它能使神经系统平静下来，使机体发挥最大的修复功能、调动潜在能力，提高机体的免疫功能和应激能力。练乐法，实践证明是获得健康的最有效、最简单的方法。练乐的方法归纳起来是三句话：一是练乐生活化；二是生活有序化；三是练性化命。练乐生活化的意思就是在生活中随时随地都在练。一个人的生活，一天24小时由动态和静态组成，动态如睁开眼做事，静态如闭上眼休息。睁眼做事时练乐，为了叙述方便，我们暂时给它起个名称"动乐"，闭眼休息时练乐称"静乐"。怎样才算练静乐和练动乐呢？我们先谈谈练静乐。

（一）静乐

1. 姿势

一般用坐势，坐一个自然舒适的姿势即可。也可以睡、站。练乐法不要求特定的姿势或动作，要求自然。全身自然放松，闭上眼睛。

2. 呼吸

自然呼吸，不调息。你感到呼吸很自然、很舒服就对了。

3. 心态

要求心情舒畅、情绪安定、心平气和、大脑清醒，保持一种"乐"的心态。

4. 思想

分两步；一是"查乐"，若自己没有乐或没给别人带来快乐，就检查一下，我为什么不乐、不善？有什么害处？以后怎么改正？想一想改进措施，加以改变，经过检查，让自己心平气和下来。这叫"查乐"，也称闭目静养，明理思过。二是"放心"，查乐以后就任其自然了，面带笑意、心平气和、慈祥愉快、自由自在，让身体进行自我调节、自我平衡。不管它想不想事，安静不安静，不管身体有什么感觉，是气冲病灶（不舒服或疼痛），还是非常舒服，或是出现幻觉、气感，统统不加理睬。"查乐"和"放心"是练静乐的基本内容。

5. 感觉

你坐定了，已达到"身安"，通过"查乐""放心"达到"心安"。这时应进入"神安"。一般这时的感觉是似睡非睡、似梦非梦，对外界事物的界线模糊，似看见非看见、似听到非听到。对自身的感觉，似乎感觉不到自己的手、足、躯体，有一种全身轻松、飘飘然、悠悠然的舒服感。这是绝大多数人的感觉。有少数人可能出现"气冲病灶"，即原有的病处这时更痛、更不舒服等。不去理它，任其自然，去留无意，不追不警，它自然会消失。

6. 行为

有个别的人出现自发动作，即出现无意识的动作，也不理它，不要强制它，告诉自己，恢复身安就行了，它会自己消失。总之，练静乐的身态要自然、安静、舒适；心态要自然、轻松、愉悦、满足、安定；神态要自然、洒脱、安逸。练静乐的任务是练性，是明理思过，是让神经系统平静下来，让机体发挥最大的修复能力、挖掘出潜在的和储备的力量；目的是保健（或治病）和长寿。

（二）动乐

练乐法是以道德为根本、自然为准则、科学为依据、乐为中心的一种健身延寿方法。练乐法自始至终贯穿一个"乐"字、强调一个"乐"字、修炼一个"乐"字。简单讲，练动乐就是以乐的心态去做任何事，高高兴兴地、笑眯眯地、乐呵呵地做好工作，做好家务；做个好家长、好母亲、好父亲、好职工、好工人、好教师、好党员……给别人好脸看，给别人好话听，笑面相迎，笑面相送，笑眯眯地待人处事，就是练动乐。

练动乐的要领有三条：

第一条，首先调整好心态，要充满信心，心平气和，和蔼可亲；

第二条，必须真心实意地去做好事。去做对自己、对家庭有利的事，去做对别人、对集体、对社会、对自然都有利的事情；

第三条，要放心，只要你做了善事，做了好事，你心里就踏实，就放心了。修炼动乐的入手之法就是笑眯眯地睁开眼睛做善事，笑眯眯地闭上眼睛休息睡觉，以笑眯眯为标志。为什么这样就能防病治病，健身延寿呢？前面几节已经从各个方面进行了论证。

练乐法的第二点是生活有序化，这在第二十六节"心身健康的保障——生活有序化"中已经讲过了。

练乐法的第三点是练性化命。把这句话说全了是"积行成习，积习成性，积性成命，练性化命"。你经常的行动积累得时间长了就成了习惯，即"积行成习"。习惯的行为积累的时间长了就成了自然，养成比较稳定的心理特征——习性，即"积习成性"。这些习性积累起来就构成性命和命运，即"积性成命"。如，你经常注意在和人讲话时要面带笑意，笑眯眯的。一开始是有意识的，提醒自己要笑眯眯的。时间长了，就成了自然，成为习惯。与别人讲话时不要提醒自己，无意识的就会笑眯眯的。把这些和蔼待人、以人为善、心平气和、助人为乐、给别人好话听、给别人好脸看等习惯积累起来，就成了性格、个性。由于这样的性格、个性，有利于人际关系的和谐，有利于人体各系统的平衡、有利于健康，有利于适应社会和自然，所以就能健康长寿；由于人际关系好（含同事、上下级、邻里、夫妻、父母、子女等关系），心情就舒畅，各种好的机遇别人就愿意让给你，你的命运就好，故"积性成命"。而这个"性"是要练的，生来的"性"不一定都很好。我们要有意识地练自己的行为、行动，使它向善的、好的方面发展，让这些好的"行"成为习惯，把这些好的习惯积累起来，形成好的性格、个性，最后把这些好的"性"积累起来，就构成好命运的命和长寿的命。所以叫"练性化命"。意思是通过"练性"，让它化为好的"命"。由此可见，"练性化命"十分重要，是获得健康长寿的有效方法。用公式表达即：

积行成习→积习成性→积性成命→练性化命。

意思是，行为积累长了成为习惯；习惯积累多了成为性格、个性；许多好的性格形成命运；人的命运是可以练成的。

既然练性化命这样重要，那么，练性怎么练？

练性要练品德、练性格、练才干。练性的入手方法非常简单，只要练个"乐"字就行了。所以，我们把这一套养生保健方法暂时起个名叫"乐功"，乐功就是"乐的功夫"。若你练出了喜相、随时面带笑意、心平气和、平时都能做到笑眯眯的，你的功夫就高；若你遇到一些困难的事情、遇到病的时候，也能够面传心意、口传心声，也能高高兴兴地、笑眯眯地处置，你的功夫就更高。这个问题看来似乎非常简单，真正做到还是不容易的。所以，要加强练动乐，动乐就是乐于修身养性，就是乐于助人、乐于奉献，就是乐于做好事、做善事（不损害国家、集体、他人、自己的事是低水平的善事，有利于国家、集体、他人、自己的事是高水平的善事），在做好事的时候，以乐的心态和形态去做，贯穿于生活的一言一行、一举一动中，除了动乐外，还要练静乐。静乐是我们修身养性的一个重要手段，也是保健和治病的主要方法。如果不练静乐，我们的性格、脾气也很难练好。因为这要明理思过才行，要总结经验教训才行。不知道缺点在哪里，不知道道理何在，怎么改法？所以，静坐是需要的。静坐当中，人的性格好不好，就表现出来了，一般性格比较好的是该静能静，该动能动；还有，我们一般人都有些病，为了提高自己的保健治病效果，也必须经常练静乐，可以少消耗自己的体能，提高自己的体质。在练动乐和静乐中，能不断地调整神经系统，使其始终保持在一种良好的平衡状态，从而提高机体的应激能力、免疫水平、使身体从病态转向康复。有病时应该多练静乐，笑眯眯地闭目养神，乐观等待，耐心等待，任凭神经系统和机体各部分自然调节，不要着急，不要产生"急、悔、怨、恨、恼、怒、烦"这些不良情绪。人体的自我修复能力、潜在能力、自我调整能力都是很强的，不要干扰它，高高兴兴地任凭它去调整，这就是我们为什么要练动乐、静乐及练性化命的原因和目的。

练性化命要注意什么问题？在练性过程中，应该注意以下三点。

一是练性的长期性。人们常讲"江山易改，本性难移"，意思是说改变生来的性格非常困难。可以设想，一个人生来面无表情、不爱笑，要练出喜相，确实不容易，不可能一蹴而就，需要一段很长的时间。必须先从"装乐"开始，由装乐引发真乐，从有意识的装乐这个"行"，慢慢积累，让装乐这个"行"成为习惯，即"积行成习"，这时的乐由装乐变成了真乐。把这个习惯再经过长时间的积累，才可能成为"性"，成为一个人的性格，即"积习成性"。这个过程是漫长的，构成练性的长期性。开始装乐很不习惯，笑得也不自然，别人可能也不习惯，这也需要时间让自己和别人习惯。一个人往往有许多不符合"乐"的性格，把它们都练成符合"生乐、真乐、常乐、中乐、同乐"的乐，使人真正变成一个快乐的人，短时间显然是不行的，所以，必须注意和认识练性的长期性，要高高兴兴地、轻松愉快地、信心百倍地长期地练下去，才能获得健康长寿的成果。有人说："练性是终生性的，活到老，练到老，练到死也不能说已经练好。"这话不无道理。

二是练性的反复性。练性的第二个特点是练性水平的提高不是直线上升，而是波浪式前进，整个过程充满反复。一个快乐的性格是在不断地反复中逐渐练成的。一个人若生来脾气暴躁、爱发火，在练性的过程中，一段时间可能心平气和，不发脾气，但当遇到不顺心的时候，又会发脾气，通过练静乐、明理思过，认识了发火的害处后，又恢复到心平气和，过一段时间又可能出现反复……如此反反复复，每次反复比以前都有所提高，这就是练性的反复性，是正常的。练性应该允许有反复，要有一个循序渐进的过程。偶尔发点脾气、生点气没有什么，重要的是要及时检查自己，尽快调整好自己的情绪，改了就是进步。练性有点像洗锅底，不断地清洗又不断地污染（反复），污染是不可避免的，清洗更是重要的。我们要保持一种良好的心理状态，正确对待练性过程中的反复。我们只要有信心、有耐心、有恒心、有决心，把这"四心"加在一起，一定能练成一个真正快乐的、健康长寿的人。

三是练性要争取别人的帮助，将自己融于周围的社会和环境中。任何人都生活在社会中，都要与人接触、与自然接触，发生人际关系。你的"性"是否练好了，要在与人的接触中才能得到验证。一方面，在与各种人、各种事物的接触中，自我感觉是不是真的快乐；另一方面，别人是不是认为你真的已经做到面带笑意、心平气和了。自身的缺点，有时自己看不大清楚，而周围的人却看得非常清楚，而且他们也愿意帮助你改正缺点、错误。所以，在练性的过程中，要争取他们的帮助，才能不断得到提高。我们要真心实意地求得别人的帮助，才能跟别人的善心善意沟通，才能真正把"性"练好。

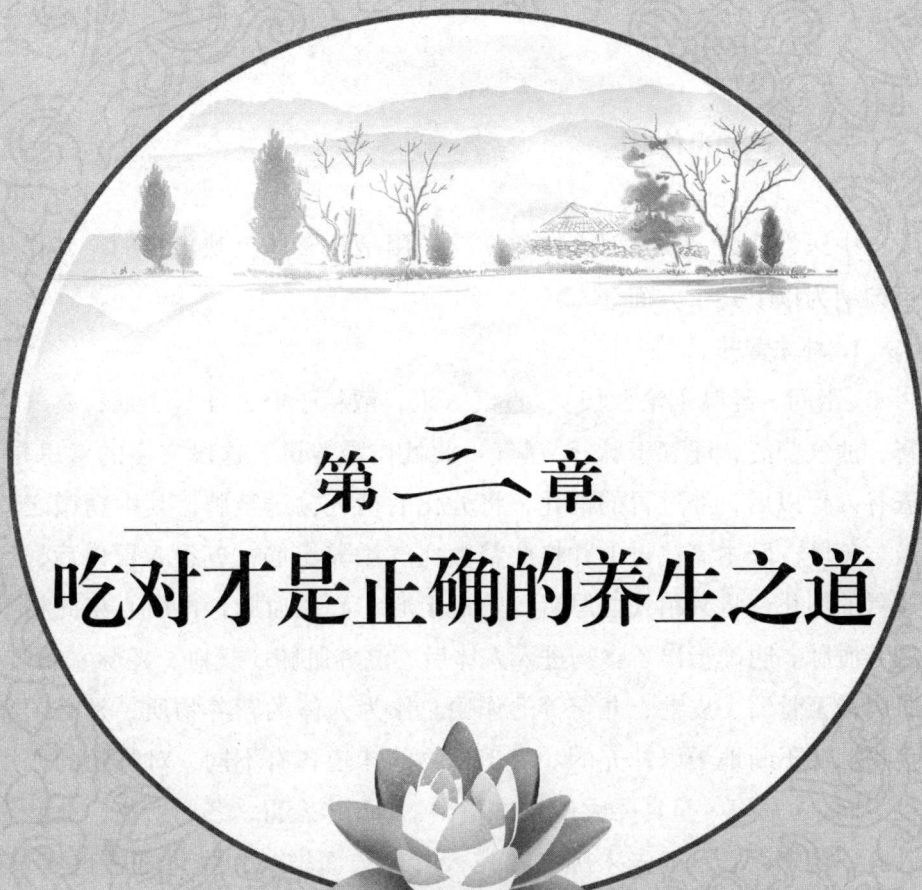

第三章

吃对才是正确的养生之道

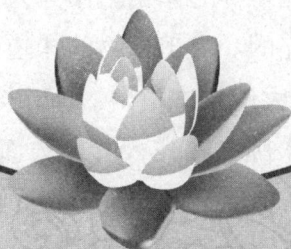

第一节　饮食保健

一、食养的作用

中医学认为，饮食对人体的滋养作用是从整体反映出来的，其作用可归纳为以下几个方面。

1. 补充营养

《素问·经脉别论》曰："食气入胃，散精于肝，淫气于筋；食气入胃，浊气归心，淫气于脉。"淫气：此处作滋养讲。这段文字的意思是：五谷入胃以后，经过胃的消化，将分化的精气输送至脾，其中精微之气散之于肝。肝主筋，再由肝将此精微之气滋养于筋；五谷入胃以后，经过胃的消化，将其精气之厚者，输送至心。心主血脉，再由心将此精气滋养血脉。明确指出了食物进入人体后，滋养脏腑、气血、经脉、四肢、肌肉乃至骨骼、皮毛、九窍等的作用。作为人体的营养物质，是必须靠食物源源不断地予以补充的。由于食物的味道各有不同，对脏腑的作用也不同。《素问·至真要大论》中指出："五味入胃，各归所喜，故酸先入肝，苦先入心，辛先入肺，咸先入肾，久而增气，物化之常也。"这说明了五种味道的食物，不仅是人类饮食的重要调味品，可以促进饮食、帮助消化，也是人体不可缺少的营养物质。

食物对人体的营养作用，还表现在各种食物对人体脏腑、经络部位的选择性上，即通常所说的"归经"问题。不同的饮食，归经也不同。如：桂圆能安神而归心经，梨可清肺止咳而归肺经，茶叶可清肝明目而归肝经等。有针对性地选择适宜的饮食，对人的营养作用更为明显。

2. 是"精、气、神"的营养基础

《素问·阴阳应象大论》云："味为形，形归气，气归精，精归化。"说明了饮食入胃，除营养形体之外，进而可以充实真气，再化为精华，以养元神。中医学认为，人体最重要的物质基础是精、气、神，统称为"三宝"。精是后天水谷之精微所化生的物质，为人体各种活动的物质基础；气是水谷之精气与吸入的自然界大气合并而成的，为机体一切生理功能的主要物质基础；神是指人体一切正常生理活动的概括，机体营养充盛，则精、气充足，神自然健旺。《寿亲养老新书》曰："主身者神，养气者精，益精者气，资气者食，食者生民之天，活人之本也。"明确指出了饮食是"精、气、神"的营养基础。

3. 预防作用

食物对人体的滋养作用本身就是最重要的预防途径。合理安排饮食可保证机体的营养，使五脏功能旺盛，气血充实，恰如《黄帝内经》中所说："正气内存，邪不可干"。食物充足，营养丰富，人体正气旺盛，则适应自然界变化，具有很强的应变能力，及抵御外邪的力量就强，因而可避免外邪的侵袭，使身体健壮。

饮食又可调整人体的阴阳平衡，《素问·阴阳应象大论》曰："精不足者，温之于气，行不足者，补之以味。"根据人体阴阳的盛衰，予以适当饮食营养，既可补充营养物质，又可调整阴阳平衡，以防止疾病的发生。如：用动物肝脏预防夜盲症；用海带预防甲状腺肿；用水果和新鲜蔬菜预防坏血病等等，均属此类。

此外，还可以发挥某些事物特殊性作用，直接用于一些疾病的预防。如：用葱白、生姜、豆豉、芫荽等预防伤风感冒；将樱桃密封地下，隔年化汁，取出饮用，预防麻疹；用大蒜预防外感和腹泻；用绿豆汤预防中暑等等。近年来，人们还主张用生山楂、红茶等食品降低血脂、用玉米粥预防心血管病，这些都是利用饮食来达到预防疾病的目的。

4. 益寿、抗衰作用

饮食具有益寿延年、抗衰防老作用是历代医学十分重视的问题，饮食调摄是长寿之道的重要环节。中医认为：饮食的这种作用是通过补精益气、滋肾壮身而产生的。精生于先天，而养于后天，精藏于肾而养于五脏，精气足而肾气充盛，肾气充则体健神旺。此乃益寿、抗衰的关键。因此，进食宜选具有补精益气、滋肾强身作用的食品，同时，注意饮食的调配与保养，对防老抗衰是十分有意义的。特别是对于老年人，饮食的抗衰作用尤其重要。《养老奉亲书》云："年高之人，真气耗竭，五脏衰弱，全仰饮食为资气血。"清代养生家曹庭栋认为老人以粥调治颐养，可以长寿，他说："老年有竟日食粥，不计顿，饥即食，亦能体强健，享大寿。"因之编制粥谱百余种，以示人食饮。

很多食物都具有防老抗衰作用，如芝麻、桑葚、枸杞子、龙眼肉、海参、胡桃、蜂蜜、蜂王浆、牛奶、人奶、山药等，都含有各种抗衰老物质，因此，都有一定的抗衰延寿的作用，久久服之，有利于机体健康、长寿。

5. 治疗作用

中医认为食药同源，并无截然界限，饮食得当，亦可达到祛邪除病的目的。因此，古有"药补不如食补"之说，将善于用饮食治病的医生称为"良工"。

饮食之所以能够治疗疾病，是因为其与中药作用基本相同，不但可以营养机体，补益脏腑，而且可以调和阴阳，祛除寒热，增强体质，益寿防老。根据食物的性、归经不同，予以合理调配，即可以收到治疗效果，中医称之为"食疗"。在我国医学发展史上，食疗在治疗疾病及病后康复等方面，是十分重要的一个方面，为人类的健康长寿做出了巨大贡献。

在传统的中医饮食养生法中，有许多调养的经验和方法。在食品的选择上，有粮谷、肉类、蔬菜、果品等几大类；在饮食调配上，则又有软食、硬食、饮料、菜肴、点心等，只要调配有方，用之得当，均有养生健身的功效。

二、谷物为主，合理搭配

食物的种类多种多样，所含的营养成分各不相同。只有做到使各种食物合理搭配，才能使人体得到各种不同的营养，满足各种生理功能的基本要求。因此，全面的饮食，充足的营养，是保证人体生长发育和健康长寿的必要条件。

《素问·脏气法时论》中指出："五谷为养，五果为助，五畜为益，五菜为充，气味合而服之，以补益精气。"五谷：粳米、小豆、大豆、麦、黄黍，以养五脏的正气。五果：桃、李、杏、枣、栗，以助五谷养正气。五畜：牛、羊、鸡、犬、豕（shǐ，猪），能补益五脏。五菜：葵（菜，向日葵）、藿（豆叶，嫩时可吃）、韭、薤（即茭白）、葱，能充实脏腑。五味合而服之，以补益精气：意思是说，谷肉果菜，皆有五气五味，宜适当配合而食之，以补益精气，无使偏盛。否则偏盛偏衰，都能诱发疾病。这些论述较为全面地概述了粮谷、肉类、蔬菜、果品等几个方面，是饮食的主要组成内容。其中，以谷类为主食品，肉类为副食品，以蔬菜为充实，以水果为辅助。人们必须根据需要取之。这样调配饮食，会供给人体需要的大部分营养，有益于人体健康。

人类每天要活动，这就需要能量，能量的主要来源是来自谷类中的淀粉，即醣。人们吃进去的淀粉，在消化道中分解成葡萄糖，即单糖，即可供给人们能源。就像汽车需要汽油一样。所以，人们的食物需以谷物为主。

从现代医学研究来看，谷类食物含有糖类和一定数量的蛋白质；肉类食品中含有蛋白质和脂肪；蔬菜、水果中含有丰富的维生素和矿物质，这些食物的合理搭配是十分重要的。

由于人体需要多方面的营养，如果不注意食品的合理搭配，就会导致气血阴阳的平衡失调，影响人体对所需营养物质的摄取，从而导致营养不良，发育障碍，抵抗力低下，直至产生疾病。例如，个别地区的食物中缺乏某种营养素，或一些不良的偏食习惯，都会影响人体的健康。过多地食用油腻厚味，则会导致气血瘀滞，发生疮疡肿毒，或痔疮下血，即所谓"膏粱厚味，足生大疔"。长期不吃蔬菜、水果，会发生维生素缺乏，易发生口腔溃疡及皮肤病。清代医家程国彭在《医学心悟》中说："过食肥甘则病生，过嗜酵酿则饮积；瓜果乳酥，湿以内生，发如肿满泻利，五味偏啖（dàn，吃），久而增生，皆令夭殃（早死，使受祸害败坏），可不慎哉。"诚哉斯言。

调配饮食时，还应该注意人体的消化特点。吃高蛋白食物（乳、肉、鱼类）时，不应该配合高脂肪，而应该配合一定量的淀粉类食物。如，喝牛奶吃鸡蛋时，可在其中放一些麦片，吃一些馒头等。若喝牛奶，配合吃油煎鸡蛋，就很不容易消化了。因为脂肪能抑制蛋白质的消化，二者呈负反馈效应。

在实际生活中，根据合理调配原则，有针对性地安排饮食，于身体是十分有益的。老年人如控制荤食，则应当适当增加乳食、鸡蛋，并注意多食蔬菜、水果，这有利于延年益寿。

三、五味调和，烹调有方

食物的酸、苦、甘、辛、咸多种味道，对人体的作用各不相同。它不仅是食物的重要调味品，可以促进食欲，帮助消化，也是人体不可缺少的营养物质。五味调和，有利于健康，五味过偏，会引起疾病的发生。《素问·生气通天论》说："是故谨和五味，骨正筋柔，气血以流，腠理以密，如是则骨气以精。谨道如法，长有天命。"意思是说，人如能把五味调和得适当，而不使其太过，那么机体就会得到充分的营养来源，就可使筋、骨、气、血、腠理都能处于健壮而正常的状态，所以说能经常调好五味的人，就可以延年益寿。说明五味调和得当对人体的益处。中医是反对五味偏嗜的。人体的营养虽源于食物五味，但五味过偏，又易使人体受伤。《素问·生气通天论》曰："阴之所生，本在五味，阴之五宫，伤在五味。是故味过于酸，肝气以津，脾气乃绝。味过于咸，大骨气劳，短肌，心气抑。味过于甘，心气喘满，色黑，肾气不衡。味过于苦，脾气不濡，胃气乃厚。味过于辛，筋脉沮弛，精神乃央。"

"阴之所生，本在五味，阴之五宫，伤在五味。"五味：即酸、苦、甘、辛、咸五味，也可作食物解。阴指五脏而说，宫指五脏神所在的地方而说。五脏的资生是依赖于五味，但是过用五味，却又能够损害五脏。

"是故味过于酸，肝气以津，脾气乃绝。"酸味入肝，若过于酸了会肝多津液，也就是肝气实。肝气实就克脾土，而使脾气绝。

"味过于咸，大骨气劳，短肌，心气抑。"咸味入肾，肾主骨，咸能软坚又能胜血。所以过食咸，就能伤及骨和肌肉。肾水盛则凌心火，因而心气抑郁不畅。

"味过于甘，心气喘满，色黑，肾气不衡。"甘味入脾，甘的性质是滞腻的。若过于甘了，会发生喘满的。脾土盛则克肾水，因而色黑（肾色）。肾水受克，则肾气不平，不平就是病。

"味过于苦，脾气不濡，胃气乃厚。"胃气乃厚，厚在此作胀满讲。苦味入心，苦味太过则伤心。心火受伤，就使脾土不濡润（火不暖土）。脾不濡润就不能为胃转输，则胃之燥气变盛，所以有胃气胀满的病患。

"味过于辛，筋脉沮弛，精神乃央。"辛味入肺，辛味太过使肺气盛，肺金盛则克肝木，肝主筋，肝受克则筋脉弛缓。又因辛是主发散的，所以过于辛也能使精神耗伤。

上文强调了饮食五味宜适当，切忌偏亢，否则伤及五脏，于健康不利。即使在健康无病时，也应该注意适当调节五味，不可太偏、太过。

合理的烹调可以使食品色、香、味俱全，不仅增加食欲，而且有益健康。除一般的烹调技术外，中医学还主张在食物的制作过程中要注意保护营养成分和调和阴阳、寒热、五味等。老年人饮食还提倡温热、熟软，忌黏硬、生冷。

饮食以五味分类，五味有阴阳两种属性，其中，"辛甘发散为阳，酸苦涌泄为阴，咸味涌泄为阴，淡味渗泄为阳"。它们"或收或散，或燥或润，或软或坚"，对于人体产生不同的影响。因此，在食用阴阳两种不同性质的营养品时，在制作过程中必须强调阴阳相调。既不会过于阴凝腻滞，又不会过于辛热燥烈。如在养阴食物中加入胡椒、花椒、八角、山柰、干姜、肉桂等辛燥的调味品，就可调和或克制养阴之品滋腻太过之偏。在助阳食物中，若加入青菜、青笋、白菜根、嫩芦根、鲜果汁以及瓜类甘润之品，则能中和或柔缓温和食物辛燥太过之偏。

食物五味既然有阴阳的不同属性，自然也有寒热不同的特点。寒为阴，热为阳，一般说来，辛甘味食品多具热性，酸苦味食品多为寒性，咸味食品也以寒、凉为多。根据"寒则热之，热则寒之"的原则，体质偏寒的人，烹调食物宜多用姜、椒、葱、蒜等调味；体质偏热的人，则应少用辛燥物品调味，并须注意制作清淡、寒凉的菜肴，如素菜、羹汤、水果、瓜类等。

食物的五味还有互相制约和生化的作用，分别叫作"五味相胜"和"五味相生"。这一理论运用到烹调方法中，不但使食品味道香美，而且也缓和了各种不同食物性味的过偏，非常有利于营养和保健。如根据"酸胜辛"的原理，凡是辛辣食品中加入酸味，辛辣味就会减轻，并能收敛其辛燥的作用。炒辣椒时加入少量的醋，就能起到这样的作用。又如根据"辛和酸"的原理，在酸味食品中加入甜味，酸味就会减轻，并能缓和其收敛的作用。酸梅汤或西红柿里加入白糖，就能产生这样的效果。五味过偏有损于健康，烹调中不宜使食物过酸、过甘、过辛或过咸。否则，将如《素问·至真要大论》所言："气增而久，夭之由也。"

老年人脾胃虚弱，尤忌五味、寒热不和。此外，也忌辛香炙燥、黏硬生冷。《寿亲养老新书》曰："老人之食，大抵宜温热、熟软、忌黏硬生冷。"脾胃喜暖恶冷，经常烹制热食，大益老人。《灵枢·师传》曰："饮食者，热无灼口，寒无沧沧。"（沧，寒也）。《灵枢·邪气脏腑病形》又说："形寒饮则伤肺。"体虚胃寒的老年人尤须慎忌。黏硬之食物最难消化，筋韧不熟之肉更易伤胃。年高胃弱之人，每因此患病。所以，煮饭烹食，以及制作鱼、肉、瓜、菜之类，均须熟烂方食。

四、饮食有节，食宜清淡

（一）饮食有节

饮食有节，是指饮食要有节制，这里所说的节制，包含两层意思，一是指进食的量，二是指进食的时间。所谓饮食有节即进食定时定量。

进食定量，《千金要方》中说："不欲极饥而食，食不可过饱；不欲极渴而饮，饮不可过饮，食过多，则结积聚；渴饮过多，则成痰癖"。说明了进食宜饥饱适中，否则易伤脾胃。人体对饮食的消化、吸收、输布、贮藏，主要靠脾胃的功能。若饮食过量，在短时间内突然进食大量食物，势必加重胃肠的负担，食物停滞在胃肠，不能及时消化，即影响营养的吸收和输布，脾胃功能受损，则产生积聚而发病。食入过少，则营养不足，以致气血化生之源缺乏。其结果，皆难以供给人体生命活动所需的足够营养，必然导致疾病的发生。所以，《管子》说："饮食节……则身利而寿命益……饮食不节……则形累而寿命损。"说明了节制饮食对保证机体健康的重要意义。

饮食定时，关于摄入宜定时，早在《尚书》一书中就有"食哉惟时"的记载。按照固定的时间，有规律地进食，可以保证消化、吸收功能有节奏地进行活动，脾胃则可协调配合，有张有弛，食物则可在体内有条不紊地被消化、吸收，并输布全身。如果不分时间，随意进食，零食不离口，就会使肠胃长时间工作，得不到休息，以致打乱胃肠消化的正常规律，使消化功能减弱、失调，从而食欲逐渐减退，损害健康。我国传统的进食方式是一日三餐，若能经常按时进食，养成好习惯，则消化功能健旺，于身体健康是大有好处的。

（二）食宜清淡

提倡素食和淡食，对于健康长寿有不容忽视的重要意义。《内经》特别强调素食的养生方法。《素问·生气通天论》曰："高粱之变，足生大丁，受如持虚"（注：高粱，高同膏，高粱指肥美食物）。意思是，嗜食肥美食物的人，内多滞热，在病变上就容易生疔（痈疽）。并且容易发生的程度，简直像拿着空虚的器皿去接受东西一样。《吕氏春秋》中也有"肥肉美酒，务以自强，命曰烂肠之食"的记载。《韩非子》曰："香美脆味，厚酒肥肉，甘口而疾性形。"都说明大量的食用肥肉，有害于健康。孙思邈说："食之不已，为人作患，是以食鲜肴务令简少。饮食当需节俭，若贪味伤多，老人肠胃脾薄，多则不消，彭亨短气，必致霍乱。"告诫人们少吃荤食，不要贪味，尤其是老年人的消化功能较弱，更应该注意这一问题。孙思邈说："老人所以多疾者，皆由少时春夏取凉过多，饮食太冷，故其鱼脍、生菜、生肉腥冷物多损于人，宜常断之。"进一步强调了老年人饮食宜戒腥荤、生冷。

古代养生学家为什么要提倡素食呢？因为在长期的临床实践中发现贪食肥甘厚味，容易生痰化火，导致疔疮，消瘅（即消渴；或指肝、心、肾三经阴虚内热，而外消肌肉的病证），中风诸病。现代研究证明：人体摄入的脂肪过多，会使脂肪在体内堆积，它们附在血管壁上，会促使动脉硬化；附在心脏和肝脏上，会导致脂肪心和脂肪肝，积存在皮下和腹腔内，会造成过度的肥胖。动物肉类和内脏含胆固醇的量很可观，而胆固醇虽然是新陈代谢不可缺少的物质，但血中含量过高，就会在动脉壁上沉积，形成动脉硬化。可见中医养生学强调老年人的素食是有科学道理的。

另据统计，世界各地所发现的长寿地区的人，多以谷物蔬菜、瓜果为主食。如我国长寿之乡巴马，就是以素食为主的。科学家们认为：新鲜蔬菜、干果、浆果等食物的生物活性极高，是延年益寿的可取食品。

老年时期，注意控制荤食，多吃一些富有营养的清淡食物，如豆油、菜油、青菜、粗粮、豆类、乳类等，以利大便通畅，脾胃和健。《千金翼方》："惟乳酪酥蜜，常宜温而食之，此大利益老年。"并指出："卒多食之，亦令人腹胀泄痢"，宜"渐渐食之。"这是饮食养生的经验之谈。

在提倡素食的同时，还应提倡"淡食"。所谓淡食，并非是不吃有滋味的食品，而是说饮食五味都不要太过，特别是要控制盐的摄入量。饮食五味不可偏亢，五味太过各有所伤。如《素问·五脏生成篇》："多食咸，则脉凝泣而变色；多食苦，则皮槁（槁：木枯，憔悴）而毛拔（拔：拔出；移也）；多食辛，则筋急而爪枯；多食酸，则肉皱缩而唇揭；多食甘，则骨痛而发落。此五味之所伤也。"因此，节制饮食，多食淡味，于健康大有益处。这样素淡结合的饮食，则对人体更为有利。于是古人有歌云："厚味伤人无所知，能甘淡薄是吾师，三千功行从此起，淡食多补信有之。"

现代研究发现，高血压、动脉硬化、心肌梗死、肝硬化、中风以及肾脏病的增加，与过量食盐都有密切关系。据统计，喜用咸食的人，患食管癌的可能性比平常人高 12.3 倍。此外，人们在日常生活中，若过多食盐，轻则口渴，重则呕吐、下痢、牙齿肿而出血，且能伤肺损脾。《素问·生气通天论》："味过于咸，大骨气劳，肌短，心气抑。"意思是因为咸味入肾，肾主骨，咸能软坚又能胜血。所以，过食咸，就要伤及骨和肌肉。肾水胜则凌心火，因而心气抑郁不畅。古人的这些道理是非常科学的，强调清淡饮食为主，这是一个具有重要意义的饮食保健原则。

五、进食宜忌

1. 食宜熟软

老年人食宜熟软，切忌黏硬，这是根据老年人特点而言，肠胃消化、吸收能力日渐衰弱，即应该吃一些易消化的熟食、软食，不使脾胃的负担过重，也可及时使身体得到补养。黏硬的食物，不易被消化吸收，而且容易伤害肠胃，所以，对老年人来讲，应当慎食黏硬食物。《五十二病方》指出："炊五谷，兔头肉投觑（qù）中，稍沃以汁，令下盂中，熟，饮汁。"意思是，凡食用各种粮食、兔、鹿、牛、羊、鸡肉等，都必须煮熟，吃肉类多喝汤。《金匮要略·果实菜谷禁忌并治》曰："杏酪（míng；暗中）不熟，必伤人。"《医学入门》说："人至中年，肾气日衰，加之佚（yì，放荡，放纵）欲，便成虚损……戒一切生冷时果、时菜，恐伤脾也。"都强调老年人肾气已衰，若再食生冷，则损伤脾胃，有碍于健康。

2. 宜温热而忌生冷

所谓宜温热而忌生冷，是因为老年人脾胃虚弱，肠胃喜温恶冷。温热的饮食，食后不仅使人感觉舒适，也有助于促使胃肠蠕动、消化吸收。过于寒冷的食物，则对肠胃的刺激较大，易使老年人产生腹泻、便溏，不易于胃肠的消化吸收。脾胃虚寒的老年人尤其需要注意。

古人十分注意食物的寒热调节，使其得宜。《周礼·天官》曰："凡食齐眡（shì，看，观察；齐眡：好比，犹比）春时，羹齐眡夏时，酱齐眡秋时，饮齐眡冬时。"意思是说，饮食宜温，犹如春天的气候；汤类宜热，好比夏天的气候；酱类可凉吃，比如秋天的气候；饮料可冷以解渴，好比冬天的气候。说明各类食物皆有宜温宜凉之不同，应寒温得宜。《素问·阴阳应象大论》曰："水谷之寒热，感则害于六腑。"说明饮食过寒过热，皆可损害五脏六腑。《千金翼方》："热食伤骨，冷食伤肺，热无灼唇，冷无冷齿。"指出了调节饮食寒热的要点。

老年人饮食宜温暖，忌寒凉。即使夏季饮冷亦要适度，并佐以暖食；秋冬更应忌食生冷而暖腹温胃。如《千金翼方》曰："秋冬间，暖里腹。"《寿世保元》曰："凡以饮食，无论四时，常令温暖，夏季伏阴在内，暖食尤宜。"可见饮食冷暖寒热的调节是何等重要。

3. 不同体质饮食宜忌

人的体质不同，饮食上也有不同的宜忌。例如：体胖之人，多有痰湿，故在饮食上应该多食青菜、瓜果等清淡之物，含纤维素多的食物，如韭菜、芹菜等，以及粗粮，可适当多吃。而对于肉食油腻之品，则不宜多吃。这对于体胖之人，可起脾健理湿、助消化的作用，在一定程度上，也有减肥的效果。体瘦之人，多有阴虚，血亏津少，往往虚热内生。这种人，在饮食上，应多食甘润生津的食物，如：稀饭、粥、汤、牛奶、鸡蛋、鱼类等。也要多食青菜、果品，有条件者，可服用银耳、海参等补养食品。而对于肥腻厚味、辛辣燥烈之品，如辣椒、羊肉之类，往往使人产生内热，致使阴液更伤。而甘淡滋润的食物，则有助养阴清热，于身体有益。

阳盛体质者，往往内热炽盛，喜凉恶热，因而饮食上要多用清热、养阴、清淡之品，如蔬菜、水果以及绿豆粥、荷叶粥等诸种有清热作用的粥。对辣椒、姜、蒜、葱、羊肉、狗肉、鹿肉等一些辛辣燥热的食物宜少食用。不可饮酒，特别是烈酒。

总之，饮食调养应根据人的体质差异，合理安排，这样，既有针对性，也避免调养失当。否则，不看体质，千篇一律，往往会产生某种偏差，甚至会影响健康。

六、进食保健

1. 三餐各异

（1）早餐宜好　经过一夜睡眠，人体得到了充分的休息，精神振奋，将要从事各种活动。但胃肠经过一夜时间，已经空虚。此时若能及时进食，则体内营养可得到补充，方可精力充沛。所谓早餐宜好，是指早餐的质量、营养价值宜高一些，便于人体吸收，提供补充的能量。尤宜干稀搭配，淀粉与糖合理搭配，不仅摄取了营养，有利于吸收，也感到舒适。

（2）午餐宜饱　中午饭是十分重要的，它具有承上启下的作用。上午的活动告一段落，下午仍需要进行。白天能量消耗较大，应当及时得到补充。所以，午饭宜吃饱。所谓饱，是指要保证一定的量。这是人体活动的物质基础。当然，不宜过饱，过饱则胃肠负担过重，不仅影响脾胃功能，也影响人的正常活动。

（3）晚饭要少　晚上接近睡眠，活动量少，故不宜多食，如进食过饱，易使食物停滞胃脘，会引起消化不良，影响睡眠。所以，晚饭进食要少一些。当然，也不可食后即睡，晚饭后宜稍有活动。《千金要方》说："饱食即卧乃生百病"。

2. 常进食"红、黄、绿、白、黑"

"红"，指两个含义：一是，一天一个西红柿，特别是男性，一天一个西红柿，前列腺癌减少45%。以熟西红柿为好，因为番茄红素是脂溶性的。二是，每天50～100毫升红葡萄酒也可以，但是，红葡萄酒不宜超过100毫升。

"黄"，是指黄红色的蔬菜。中国人的膳食缺钙和维生素A，这些物质在黄红色的蔬菜中含量丰富。如胡萝卜、西瓜、红薯、老玉米、南瓜、红辣椒等。

"绿"，是指绿茶。饮料中茶最好，茶叶中又以绿茶最好。绿茶中含有抗氧自由基的物质，可以减缓衰老。福建省武夷山的茶农把长寿叫茶寿。据研究，喝茶能减少肿瘤，减少动脉硬化，从而可以祛病延年。

"白"，是指燕麦粉、燕麦片。英国前首相撒切尔夫人胆固醇很高，不吃药，就是吃燕麦面包好的。燕麦粥不但降低胆固醇，也降甘油三酯，还对糖尿病减肥特别好。燕麦粥还能通大便。

"黑"，是指黑木耳。黑木耳可以降血黏度。常吃黑木耳，血液变稀释，不容易患脑血栓，也不容易得冠心病。有很多老年人记忆力减退甚至痴呆，血液黏度增高，造成大脑中一些细小的血管栓塞。常吃黑木耳可降低血液黏度，预防这类疾病。吃黑木耳的量，一天5～10克就够了。相当于一斤黑木耳吃50～100天。每天吃一点，做菜、做汤都可以。还有一个用黑木耳治疗冠心病、心肌梗死的偏方：10克黑木耳、1两瘦肉、2片姜、5枚大枣、6碗水，慢火煲成2碗，吃45天，可溶解心、脑的血栓。

3. 细嚼慢咽

进食时，要注意细嚼慢咽，这样可促进消化吸收。《养病庸言》曰："不论粥饭点心，皆宜嚼得极细咽下。"其好处有三：食物中的营养精华易被人体吸收；稳定情绪，避免急食暴食；保护肠胃，有利于口、胃、胰、胆等消化液的分泌、消化食物。

暴饮暴食既伤肠胃，亦不利于食物的消化吸收，还容易发生噎、呛、咳等意外。故自古以来，不主张暴饮暴食。

4. 食宜专致

进食时，应该将头脑中的各种琐事尽量抛开，把注意力转移到饮食上来。这样，既可以品尝食物的味道，又有助于消化吸收，更可以有意识地使主食、蔬菜、肉蛋等食品杂合进食。这样进食可增进食欲，对胃肠消化功能也有促进作用。我国古代早有："食不语"（《论语·乡党》）及"食勿大言"（《千金翼方》）之说，说明古代早已认识到专心进食有利于消化的道理。倘若进食时，头脑中仍思绪万千，或一边看书报、一边吃饭，注意力没有集中在饮食上，心不在"食"，那么，也不会激起食欲，纳食不香，自然影响消化吸收，这是不符合饮食养生要求的。

5. 进食宜乐

人的情绪好坏直接影响着进食，愉快的情绪和兴奋的心情都可使食欲大增、胃肠功能增强。这即中医所说的：肝疏泄畅达则脾胃健旺。反之，情绪不好，恼怒嗔（chēn，发怒，埋怨）恚（huì，恨，怒），则影响食欲，不利于食物的消化吸收，这即中医学所谓七情抑郁、情志不舒，则气血紊乱，伤及脾胃，则食不得化。古人云："食后不可使怒，怒后不可便食"。故食前、食后均宜注意保持乐观情绪、力戒忧愁恼怒，不使其危害健康。

要使情绪舒畅乐观，可以从以下几个方面着手：

（1）进食的环境要宁静、整洁，这对稳定人的情绪是很重要的。喧闹、嘈杂及脏乱不堪的环境，往往影响情绪和食欲，对消化和健康不利。

（2）进食过程中，不谈令人不愉快的事情，不争吵、不辩论、不急躁。多做令人愉快的事，造成一种轻松、愉快的气氛。

（3）进食中，听轻松的音乐，有助于消化吸收。《寿世保元》中说："脾好音声，闻声即动而磨食。"故在吃饭时，有轻柔松快的乐曲声相伴，有利于增进食欲。

6. 食后摩腹

《千金翼方》中说："平日点心饭后即以热手摩腹，出门庭行五六十步，稍息之。"又说："中食后，还以热手摩腹，行一二百步，缓缓行，勿令气急，行讫，还床偃卧，四展手足勿睡，顷之气定。"以后又有人补充："晚食后，再以热手摩腹，步行四千步，以消食健身"。比较全面地阐述了进食后的养生方法。此种方法，后世养生家多有所沿用，实践证明，它是行之有效的保健措施。食后摩腹的具体方法是：吃饭后，将手搓热，放于上腹部，按顺时针方向，环转推摩，自上而下，自左而右，可连续做（九九）八十一次。这种方法可促进胃肠消化功能，有利于腹腔血液循环，还能治疗一些疾病。食后摩腹是饮食养生中的一种简便易行、行之有效的方法。只要持之以恒，对人体的消化乃至全身健康均有好处。

7. 食后散步

进食后，立即卧床休息、睡觉，于消化不利。饭后宜做一些从容缓和的活动。古代即有"饱食勿硬卧""食饱不得急行"的说法。说明饭后不宜躺卧，但也不宜过量活动。食后便卧，会使饮食停滞，食后急行又会使血流于四肢，影响消化吸收功能。食后缓慢活动，则有利于胃肠蠕动，促进消化。《摄养枕中方》中说："食止行数百步，大益人。"饭后可以一种闲暇之态，缓缓踱步，每次以百余步为佳。在我国民间，也有"饭后百步走，活到九十九"的说法，足见这种方法流传之广。

8. 食后漱口

进食后，口腔容易残留一些食物残渣，若不及时清除，往往引起口臭或发生龋齿。我国古代就已经很注意口腔清洁的保健方法，如《金匮要略》中即有"食毕当漱口数过，令牙齿不败口香"的记载。现代医学对口腔卫生保健非常重视，提倡食后应该刷牙，刷牙应该刷三个面，不应该只刷外面。

第二节　养生药粥现学现做

"药补不如食补"，是重要的养生原则。有人做过调查，60岁以上的老年人中，一是有60%以上的人患有老年病；二是这些病人中有60%的人是心身疾病；三是这60%的病人中有60%的人在用药；四是在用药的人中有60%的人用药不合理、不规范。其实，任何人摄护"不贵求奇"，贵在日常饮食起居的合理安排。《养生镜》提出饮食宜"早些""缓些""少些""淡些""暖些""软些"。

"早些"，是指早餐宜早，晚餐不宜迟；

"缓些"，是指进食要缓慢，老年人齿落松动，咀嚼不便，加之胃肠薄弱，消化功能减退，惟有细嚼慢咽才有助于消化吸收，以避免吞噎咳呛；

"少些"，是指每餐少吃些，不要吃饱，吃个八成饱就行了，若感到饥饿，可以少吃多餐；

"淡些"，有两个含义：一是不可多盐过咸，汤、菜宜淡些，二是食宜清淡，多吃蔬菜、水果，适量大肉大鱼；

"暖些"，是指胃喜暖恶凉，暖则有助于消化，冷则凝而伤胃，故食物应热；

"软些"，是指事物宜软不宜硬，软则便于老年人咀嚼消化。老年药粥，应当注意到这些方面。

药粥养生，有其他进补方法所无法比拟的优越性。它属于中医药学体系中的重要组成部分。药粥是在粥的基础上，添加一些营养价值较高的中药，集药疗和食疗于一体的一种独特疗法。由于药粥具有汤剂、流质、半流质的特点，易消化吸收，加上中药的作用可扶助正气和增强体质。

历代中医书籍中均收载有用药粥治病的方子，如《千金要方》《千金翼方》中收载用谷皮糠粥治脚气病、羊骨粥补虚劳、防风粥祛四肢风痛。《灵枢》收载半夏秫米（粟米）汤治胃中壅塞；《伤寒论》有白虎汤、桃花汤、竹叶石膏汤与米同煮为粥，以发挥药物寒热温凉作用，又有粳米扶正和胃的作用。药粥作为饮食疗法，对后世老年人的食养与食疗均有指导意义。

一、药粥的主、辅料

我国历代医书所记载的粥类，有植物类、动物类和矿物类，其中以植物类最多。

1. 药粥常用的主料

（1）粳米　又名大米，为禾本科植物稻（粳稻）的种仁。含75%左右淀粉，其他有蛋白质、脂肪、少量B族维生素、葡萄糖、果糖、麦芽糖等。其味甘，性平。入脾，胃经。中医认为具有补脾胃，益五脏，壮气力，长肌肉之功用。如：《本草经疏》认为："粳米即人所常食之米，为五谷之长，人向赖以为命者"。另有一种香粳米，具有香气，亦名香珠米，煮粥时加入，香美异常，尤能醒胃，煮粥时若用矿泉水，则味更佳。

（2）糯米　又名江米、元米，为禾本科植物稻（糯稻）的种仁。成分同粳米，含有多量糊精，故黏性较强，胀性小。其味甘、性温，入脾、胃、肺经。中医认为具有补中益气，暖脾胃，缩小便，收自汗之功用。《本草纲目》认为："糯米性温，酿酒则热，熬汤尤甚。"《本经逢原》认为："糯米，益气补脾肺，但磨粉作稀糜，庶不黏滞，且利小便。以滋肺而气下行矣。若作糕饼，性难运化，病人莫食。"

（3）玉蜀黍　又名玉米、珍珠米、苞米，为禾本科植物玉蜀黍的种仁。含淀粉、脂肪、生物碱类，其他尚有维生素 B_1、维生素 B_2、维生素 B_6、烟酸、泛酸、生物素等，玉蜀黄素等类胡萝卜素、槲皮素、异槲皮苷、果胶等。其味甘，性平，入手足阳明经，中医学认为有调中开胃的作用。另据资料报道，玉米中含有大量镁。镁可抑制癌细胞生长，还能帮助血管扩张，加强肠蠕动，增加胆汁分泌，促使机体废物的排出，另外，玉米中所含的脂肪为不饱和脂肪，有助人体内脂肪及胆固醇的正常代谢，对冠心病、动脉硬化、心肌梗死及血液循环障碍等疾病，有一定的预防作用。

（4）粟米　又名粟谷、小米，为禾本科植物粟的种仁，若储存陈久者又名陈粟米。含脂肪、蛋白氮、淀粉、还原糖等。其味甘咸，性凉，陈粟米苦寒，中医学认为能和中益气，陈粟米能止痢，解烦闷。《本草纲目》认为"粟之味咸淡，气寒下渗，肾之谷也。"

（5）小麦　为禾本科植物小麦的果实。含淀粉、蛋白质、糖类、糊精、脂肪、粗纤维。其味甘，性凉，入心、脾、肾经。中医学认为能养心、益肾、除热、止渴，治脏燥、烦热、消渴、泄利，破痈肿。《本草拾遗》曰："小麦面，补虚，实人肤体，厚肠胃，强气力。"

（6）大麦　为禾本科植物大麦的种子。含维生素 A、维生素 B、维生素 E 和淀粉酶、麦芽糖、葡萄糖、转化糖酶、卵磷脂、蛋白质、分解酶、脂化酶、脂肪和矿物质等。其味咸，性凉，入脾、胃二经。中医学认为能和胃、宽肠、利水、治食滞、泄泻、小便淋痛、水肿。《本草衍义》曰："有人患缠喉风，食不能下，将大麦面作稀糊，含咽之，既滑腻，容易下咽，以助胃气。"

2. 药粥常用的辅料

（1）红糖　含棕色的糖蜜、叶绿素、叶黄素、胡萝卜素和铁质等，中医学认为红糖性温，具有暖中益气之功，并缓解疼痛，故多用于虚寒痛证。

（2）白糖　又名石蜜、糖霜，为禾本科植物甘蔗的茎汁精制而成的乳白色结晶体，含蔗糖等。味甘，性平，入脾经。中医学认为有润肺、生津作用。但多食亦能损脾胃。

（3）蜂蜜　又名食蜜。为蜜蜂所酿的蜜糖，性甘，味平，入肺、脾、大肠经。含有果糖、葡萄糖、蔗糖、麦芽糖、糊精，以及多种维生素和微量元素铁、锰、铜、锌等营养成分。中医学认为具有补中、润燥、止痛之作用。《本草纲目》曰："蜂蜜，其入药之功有五：清热也，补中也，解毒也，润燥也，止痛也。生则性凉，故能清热；熟则性温，故能补中；甘而平和，故能解毒；柔而润泽，故能润燥；缓可以去急，故能止心腹肌肉疮疡之痛。"一般痰湿内盛、中满痞胀及大便泄泻者忌服。

（4）葱白　又名葱白头。为百合科植物葱的鳞茎。味辛，性温，入肺、胃经。含有挥发油，油中主要成分为蒜素及维生素 B_1、维生素 B_2、维生素 C、烟酸等。中医学认为具有发表、通阳、解毒之作用，可治伤寒、寒热头痛、阴寒腹痛、二便不通等症。据药理及临床报道：葱白挥发性成分对白喉杆菌、结核杆菌、痢疾杆菌、葡萄球菌及链球菌都有抑制作用。

（5）生姜　为姜科植物的鲜根茎。味辛，性温。入肺、胃、脾经。含挥发油，油中主要成分为姜醇。其中辣味成分为姜辣素，此外尚有谷氨酸、天门冬氨酸、丝氨酸等。中医学认为具有发散、暖中、去湿、消痰、止呕作用。可治感冒风寒、呕吐、痰饮、喘咳、胀满、泄泻等症。

二、常用药粥简介

▶八宝粥

【原料】

芡实、莲子、桂圆、白扁豆、大枣、薏苡仁、山药、粟米各 6g，粳米 100g，冰糖适量。

【制作步骤】

（1）将配料中诸药加水煎煮 30 分钟。

（2）将各药与粳米加入水中共煮为粥，待粥将熟，加冰糖适量，再煮一二沸，即可服食。

【功效】

本药粥具有健脾和胃，补气益肾，养血安神作用。适用于体虚乏力、虚肿、泄泻等症。

▶红枣糯米粥

【原料】

山药 400g，薏苡仁 500g，荸荠粉 100g，红枣 50g，糯米 2500g，白糖 250g

【制作步骤】

（1）将山药、薏苡仁、红枣等药物择去杂质。

（2）薏苡仁淘洗后，下水锅内，注入清水适量置火上煮至薏苡仁开花时，再将糯米、红枣淘洗后，下入锅内，煮至米烂。

（3）将山药打成粉，待米烂时，边搅边撒入锅内。约隔2分钟后，再将荸荠粉撒入锅内，搅匀，即停止加热。

（4）将粥连药一起装入碗内，每碗加入白糖25g即成。

【功效】

补中益气，健脾除湿。适用于脾胃虚弱，食少便溏，乏力等症。

▶ 大枣莲子粥

【原料】

大枣10个，莲子10g，粳米或糯米100g。

【制作步骤】

（1）莲子用热水浸泡去皮去芯。

（2）将大枣、莲子、粳米加水共煮为粥。可当点心或早晚餐服食。

【功效】

本药粥具有养心，健脾益气，抗衰老作用。适用于年老体衰，多梦失眠，四肢沉重等症。

我们常食用的五谷、蔬菜、肉类、水果，中药都可以配伍煮粥，如：小麦粥、羊肉粥、芹菜粥、菠菜粥、萝卜粥、玉米粉粥、竹叶粥、荷叶粥、荷叶竹叶粥、龙眼肉粥、人参粥、白茯苓粥、赤小豆粥、录豆粥、白扁豆粥、鲜藕粥、冬虫夏草肉糜粥、百合鸭梨粥、肉桂粥、大蒜粥、马齿苋粥、白木耳粥、黄芪粥、菊花粥、杏仁粥、胡桃芝麻粥、胡桃粥、荠菜粥、荔枝粥、香菇肉糜粥、首乌大枣粥、首乌百合粥、荷叶粥、枸杞粥等。

第三节　补肾药膳经典方

我国药膳是在中医理论指导下，用药物和食物相配合；通过烹调加工，具有防病治病、保健强身作用的美味食品。这种食品是在继承和发掘祖国"饮食疗法"的基础上，不断加以总结和提高，使之更加理论化、系统化和科学化，以适应社会消费和工业生产的需要，逐渐形成的一门独特的学科。

药膳既是我国医药学宝库的瑰宝，又是我国菜肴宝库中的一颗明珠。因此，它具有食物的营养和药物的治疗双重作用。

药膳的应用，重点是滋补脾胃，是保养脾胃的佳品。中医对药膳的应用，是根据中医的脏象学说、经络学说和不同人员的体质，以及导致疾病的病因、病理、疾病所表现的症状，乃至中医的治疗原则等理论进行辨证施膳的。下面特选菜肴类和饼、面、糕类药膳介绍如下。

一、双鞭壮阳汤

【原料】

牛鞭100g，狗鞭10g，羊肉100g，菟丝子10g，肉苁蓉6g，枸杞100g，肥母鸡50g，料酒5g，猪油3g，花椒、生姜、葱白、盐各适量。

【制作步骤】

（1）牛鞭用温水反复浸泡，发胀，去净表皮，顺尿道对剖，洗净，以冷水漂30分钟。狗鞭用油砂炒炮，以温水浸泡30分钟，洗净。菟丝子、肉苁蓉、枸杞子用纱布包好。

（2）羊肉洗净后入沸水锅内焯去血水，捞入凉水中漂洗。

（3）生姜、葱白洗净后分别切片。

（4）牛鞭、狗鞭、羊肉共置锅中烧开，撇去浮沫，放入花椒、姜、葱、绍酒、母鸡肉后再烧开，移文火上煮六成熟时滤去花椒、姜、葱。再置火上，加入菟丝子、肉苁蓉、枸杞子同时煨炖，至牛鞭、狗鞭熟烂时，取出牛鞭、狗鞭、羊肉，分别切条和片；鸡肉捞出别用。

（5）将切好的肉装碗，加入原汤，加味精、食盐和猪油调味即成，药渣不用。

【功效】

暖肾壮阳，益精补髓。适用于虚损劳伤，肾气虚衰，阳痿不举，痿弱早泄等症。

二、暖肾羊肉（或狗肉）汤

【原料】

羊肉（或狗肉）1000g，山药 50g，肉苁蓉 20g，菟丝子 10g，砂仁 5g，当归 5g，草果 1 个，八角、花椒适量（药装袋备用），葱白 3 根，生姜 50 克，料酒 30 克，胡椒粉、食盐各适量。

【制作步骤】

（1）将羊肉切成条，洗净后，放入沸水锅中，余去血水，再洗净。将山药、肉苁蓉、菟丝子、砂仁、当归、草果、八角、花椒等药物用纱布袋装好扎口；生姜、葱白拍破。

（2）将羊肉（或狗肉）、药袋、葱、姜等同时下入砂锅内，加入清水适量，置武火煮沸后，打去浮沫，再入料酒，移文火上继续炖至肉烂为止。

（3）将炖烂的羊肉（或狗肉）汤，用胡椒粉、味精、鸡精、食盐调味即可。

【功效】

温中、暖下、益肾阳。云南民俗在"土黄天"（霜降前 3 天加霜降节令，共 18 天）吃羊肉（或狗肉），可一个冬天体健、身暖、不怕冷、不易感冒。笔者在民间吃羊肉的基础上，做成这个药膳，几十年的临床证明，用此药膳效果甚佳，颇受群众欢迎。

药膳也和药粥一样，我们常用的五谷、肉类、中药等均可做药膳，可根据你的需要选择。如：薏米焖猪脚、龙马童子鸡、壮阳狗肉汤、附片羊肉汤、沙参心肺汤、当归生姜羊肉汤、补骨脂炖猪腰、苁蓉乌龟汤、虫草金龟、虫草全鸭、地黄甜鸡、参杞羊头、天麻鲤鱼、牛膝蹄筋、赤豆鲤鱼、枸杞蒸鸡、归芪蒸鸡、蚝豉元鱼汤、猪髓羹、山药肉麻元、八宝鸡汤、鸡汁汤、人参大枣汤、太子鸡、四仙汤、饴糖鸡、升麻芝麻烧猪大肠、天麻炖猪脑、大蒜炖生鱼、杜仲爆羊腰、芡实煮老鸭、冬瓜煨草鱼、六味牛肉脯、砂仁酱肘子、香砂酥鱼、白豆蔻馄饨、豆蔻馒头、茯苓包子等。

第四节　药膳饮品

一、自制保健饮品及药酒

饮料和药酒的制作与药粥相同，根据自己的需要灵活调配。举例如下：

▶ 双参饮

【原料】红参 3～5g，西洋参 3～5g。

【制作步骤】红参和西洋参放于锅中，倒入一杯水，煮沸 10 分钟，再倒回杯中代茶饮，可以不断加开水续饮。饮完后将药渣吞服。

【功效】红参和西洋参都补气，红参偏热，西洋参偏凉，两味配伍，不热不凉，大补气血，生津、提神、健身。老年人长期饮用也无妨。笔者从 75 岁每天取红参 3g、西洋参 3g 用保温杯泡水代茶饮，效果很好。

▶ 双花饮

【原料】

金银花 80g，菊花 80g，山楂 80g，精制蜂蜜 800g，食用香精 3ml（可以不加）。

【制作步骤】

（1）将金银花用水泡洗后，放在洁净的锅内；山楂用水冲洗干净，如系山楂果要拍破；菊花用水淘净，同山楂一起放入锅内，注入清水（约 5 公斤），用文火烧沸熬约 20 分钟，即可起锅，滗出药汁。

（2）将所需蜂蜜倒入干净的锅内，用文火加热保持微沸，烧至色微黄，黏手成丝即可。

（3）将炼制过的蜂蜜缓缓倒入上面熬成的药汁内，搅拌均匀，待蜂蜜全部溶化后，用纱布一层过滤去渣，冷却后即成。

【功效】

清热解毒，生津润燥，祛风消积。适用于暑热烦渴，心烦怔忡，头目眩晕，头痛目赤等症。

▶ **止嗽定喘饮**

【原料】

生山药50g，甘蔗汁30g，酸石榴汁18g，生鸡蛋黄4个。

【制作步骤】

（1）将生山药洗净，去皮，切成薄片；甘蔗去皮，压榨取汁。

（2）将山药片放入锅内，加水适量。置武火上烧沸，用文火煮熬20～30分钟，稍晾凉，滤取汁。

（3）将山药汁、酸石榴汁、甘蔗汁合并，再将生鸡蛋黄调入烧沸即成。

【功效】

止咳定喘，润肺。

▶ **黄精酒**

【原料】

黄精20g，白酒500g。

【制作步骤】

（1）将黄精洗净，切片，装入纱布袋内，扎紧口，放入酒罐内。

（2）将白酒倒入酒罐内，浸泡30天后即可饮用。

【功效】

益脾祛湿，乌发，润血燥。适用于面浮肢肿，发枯变白，肌肤干燥易痒，心烦急躁而少眠。

▶ **鹿茸酒**

【原料】

鹿茸3g，山药30g，白酒500g。

【制作步骤】

（1）将鹿茸、山药切片，装入纱布袋内，扎紧口，装入酒罐。

（2）将白酒倒入酒罐内，盖好盖，浸泡7天后，即可饮用。

【功效】

补益肾阳，固摄膀胱。适用于肾阳不足，精气寒冷，阳痿，小腹冷痛，白带，夜尿频多等症。

▶ **灵芝丹参酒**

【原料】

菌灵芝30g，丹参5g，三七5g，白酒500g。

【制作步骤】

（1）将三七、丹参、菌灵芝洗净，切片。

（2）将三七、丹参、菌灵芝一同装入酒坛内，加入白酒，盖上盖。

（3）每天搅拌一次，再盖好盖，浸泡15天后，即可饮用。

【功效】

治虚弱，益精神。适用于神经衰弱、失眠、头昏、冠心病等症。

▶ **首乌酒**

【原料】

制何首乌150g，生地黄150g，白酒10kg。

【制作步骤】

将首乌择去杂质，洗净闷软，切成约1cm见方的块，生地黄淘洗后，切成薄片，待晾干水气，一同下入酒坛中，加入白酒，搅匀后，封严坛口浸泡，每隔3天开坛搅拌一次，浸泡10～15天后，开坛滤去药渣，药酒即成。

【功效】

补益肝肾，调和气血。适用于肝肾阴虚，神经衰弱，腰膝酸软等症，对白发也有一定疗效。

常见的药膳饮料和药膳酒如：灵芝薄荷饮、丁香酸梅汤、蜂蜜香油汤、太子奶饮、鲜奶玉露、羊乳饮、龙眼洋参饮、黑豆小麦饮、人参核桃饮、香橼浆、甘蔗马蹄饮、枇杷饮、三汁饮、白菜绿豆芽饮、胖大海蜂蜜饮、槟榔饮、橙子蜂蜜饮、桑椹酒、海狗肾酒、青梅煮酒、乌鸡酒、薯蓣酒、黑芝麻酒、五加皮酒、薏苡仁酒、天门冬酒、菊花酒、白花蛇酒、三蛇酒、杜仲酒、还童酒、史国公药酒、屠苏酒、中国养生酒等。

二、简单方便的泡制药茶

也可以将一些药配伍后，放入保温杯（或保温瓶）中，冲入开水代茶饮。

▶ 中老年强身茶

【原料】

制首乌300g，菟丝子400g，补骨脂250g。

【功用】

滋补肝肾，强身健体。

【主治】

（1）肝肾不足，头昏目糊，或头发早白，常觉精神不济，腰膝酸软乏力，或少腹冷，大便溏薄。

（2）少腹虚冷，溺有余沥，性功能明显衰退。

【制作步骤】

上方比例，研成粗末，每取40～60g，置于热水瓶中，冲入沸水大半瓶，盖焖30分钟左右，频频饮用，饮量不拘多少。一日内饮完。次日再饮。坚持长期饮用。

【宜忌】

阴虚火旺、口苦脘闷者不宜饮用。

▶ 延年益寿不老茶

【原料】

何首乌240g，地骨皮、茯苓各150g，生地、熟地、天冬、麦冬、人参各90g。

【功用】

补肾益精益寿延年。

【主治】

（1）中老年肾虚精亏，身体衰弱，神疲乏力，头昏目涩，腰膝酸软。

（2）未老先衰，精神不振，夜寐多汗，性功能减退。

（3）神经衰弱，慢性肝炎患者，亦可服用作为调养。

【制作步骤】

照上方组成比例，研成粗末。每日用 30～50g，放入热水瓶中以沸水冲大半瓶，盖闷 20～30 分钟后，频频饮用，至傍晚饮完，如饮水量大者，可以再次冲入沸水，继续饮用。此茶强身健体，可长期连续使用。

【宜忌】

饮食呆滞、脘腹饱胀者，可暂停饮用。

▶ **生发乌发茶**

【原料】

制首乌 15g　黑豆 10g　肉苁蓉 10g　菟丝子 10g。

【功用】

补肝肾，生发，乌发。

【主治】

白发，脱发，年少秃顶，腰酸无力，多梦等。

【制作步骤】

将上述药物打成粗粉，放入保温瓶或保温杯中，冲入开水，浸泡 20 分钟即可代茶饮用。

【宜忌】男女老幼均可饮用。

常用的"药茶"还有：人参固本茶、五福饮茶、玉灵膏茶、二参茶、四君子茶、首乌丹参茶、减肥降脂茶、三花减肥茶、山楂银菊茶、海带草决明茶、巴戟牛膝茶、锁阳桑葚茶、健腰青娥茶、益肝肾茶、强腰膝茶、杜仲五味子茶、补中益气茶、桑葚蜜茶、温脾胃茶、参芪薏苡茶、酥油茶、灵芝银耳茶、银耳茶、双耳茶、人参大枣茶、西洋参茶、三才茶、午时茶、参麦银花茶、大海生地茶等。

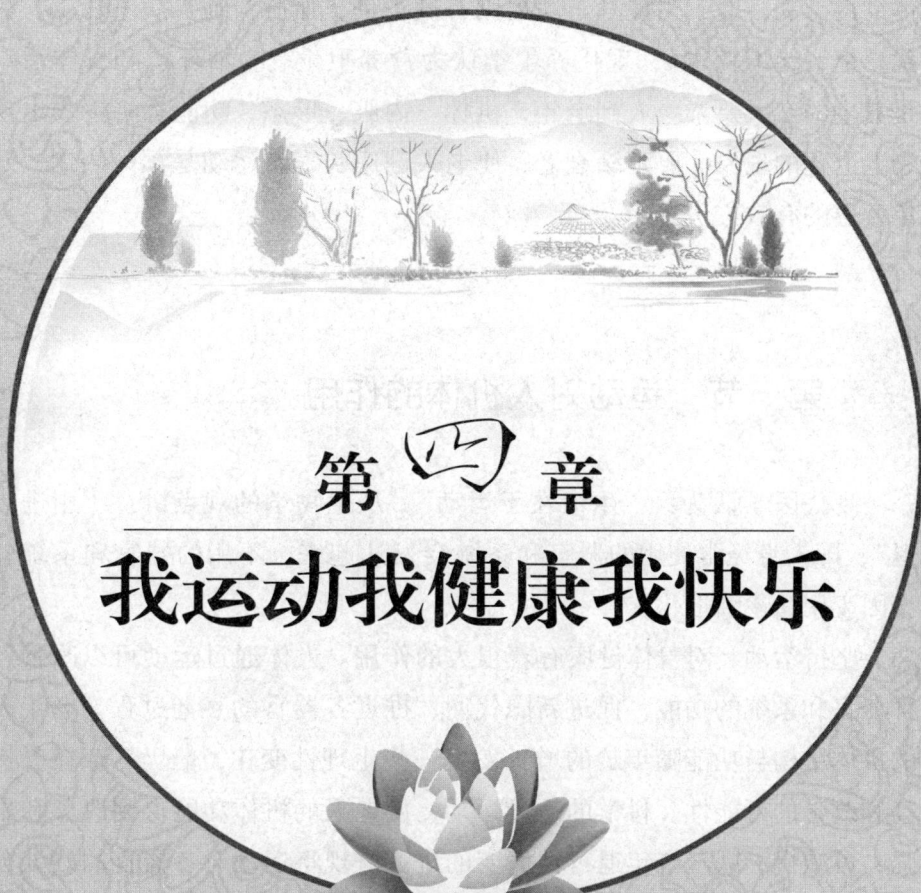

第四章

我运动我健康我快乐

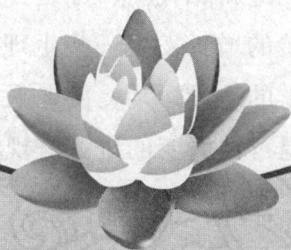

我们的祖先早就认识到宇宙生物界，特别是人类的生命活动具有运动的特征，因而积极提倡运动保健。《吕氏春秋》指出："流水不腐，户枢不蝼（同蠹），动也。形气亦然。"我国东汉著名医学家华佗说："人体欲得劳动，但不当使耳。动摇则谷气得消，血脉流通，病不能生，譬犹户枢，终不朽也。"现代养生学认为营养卫生、生活环境和身体活动是养生的三大要素。人到老年，机体、内脏、形态、功能都将逐步出现衰老退化的现象。要延缓衰老、使老人健康长寿，运动是预防衰老、延年益寿的有效方法之一。

第一节　运动对人机体的作用

现代医学认为："生命在于运动"。从生物学的观点讲："用进废退"，即人身经常使用的器官和系统会发达起来，不用的器官和系统就会因废用而逐渐退化。

坚持运动，对身体健康有着很大的作用。人体通过运动可以改善各种器官和系统的功能，促进新陈代谢，推迟各器官的衰老过程。老年人的机体结构与功能随年龄的增长发生一些生理性变化，但仍然存在着提高和改善的可能性。科学的适量运动，使老人的机体功能得到改善和增强，可减慢、减轻老年退行性病变的进程。现将运动对各器官的好处分述如下。

一、心血管系统

运动与劳动时肌肉对氧的需要增加，就要吸入更多的氧气。吸进来的氧气，需要心脏血管运输，从而增强心脏血管的功能，改善心肌的收缩能力，提高心脏功能水平。运动能降低血脂，使血液胆固醇及甘油三酯下降，这将促使心血管脂肪沉积减少，减低心血管系统疾病的发病率。运动可增加血液中的高密度脂蛋白，又可稳定血压，降低血脂，有助于预防或控制动脉硬化。这样可预防和推迟老年常见的心血管病的发生。使心脏和整个循环系统的功能保持在较好的水平。

运动时，心跳加快，心脏泵出血的力量加大，血管承受的压力增加，锻炼了血管的弹性，可以延缓血管的硬化、老化，维持血压的正常。

二、呼吸系统

运动或劳动能使呼吸增强，增加肺活量，提高氧气的吸入量，排出更多的二氧化碳废气，增强气体交换的功能。并能保持肺组织的弹性，使呼吸加深，加强胸廓的活动范围，可预防老年人肺气肿。呼吸差和增大肺活量，血液含氧量增多，从而促进新陈代谢。一般人因肺活量小，换气效率低，参加活动容易气喘，而经过运动锻炼的人能用加深呼吸的方式提高换气率。长期运动锻炼，可提高身体工作能力，使疲劳恢复加快，对身体衰退起到了推迟的作用。

三、消化系统

经常参加运动的老年人，由于活动增加了消化系统功能，使胃肠蠕动加强，消化液分泌增多；营养物质由于多种酶与辅酶的作用，使物质转化与吸收加速；血液循环加快，血运量增加，从而促进肝脏功能的改善；运动促进增加呼吸的深度与频率，促使膈肌上下移动和腹肌的剧烈运动，对胃肠起到很好的按摩作用，对胃功能能起到很好的增进作用。总之运动能使胃肠肥厚，蠕动加快，改善血运，促使肝脏和胰腺等功能得到改善，将推延消化系统衰老的过程。

四、运动器官

理想的形体应该是体格强壮，身体匀称，姿态端正，身体各部分的比例协调。人体运动主要围绕肩、腰、髋、臀部、膝，大腿前面和小腿后面的肌肉都特别发达，这些肌群相互拮抗，前后牵拉，才使人体脊柱、髋、膝关节伸直并保持稳定。老年人骨的弹性差，韧性减弱，因此，轻微的意外也极易发生骨折等现象，且愈合恢复缓慢。主要是由于骨骼结构发生退化、骨质丢失、骨萎缩、骨质疏松、钙沉积等原因引起。通过运动，促使骨骼的血液循环得到改善，防止无机成分的丢失，使骨的弹性、韧性增强，从而延缓骨骼老化进程。经常运动还可促使肌纤维变粗，肌肉变得粗壮有力，肌肉中贮存的能量增加，使肌纤维的传导、反应、收缩性得到改善。老年人的关节弹性和灵活性差，运动可加强关节坚韧性，改善关节的弹性和灵活性，防止关节和肌肉萎缩、韧带硬化、滑囊的滑液分泌减少，防止关节炎、关节强直发生，增加了关节的活动幅度。

五、神经系统

老年人神经调节能力下降，对刺激反应迟钝，记忆力减退等等。经常运动，大脑皮质活动的强度、均衡性和灵活性均得到改善，使老人保持充沛精力，行动方便，提高工作效率，使神经系统的功能得到改善，保持更长时间的工作能力。老年人感到自己的生命力还很旺盛，机体承受负荷的能力还很强，这种精神状态反过来又会增进身体的健康。

总之，运动是老年人必需的，通过体力活动才能促进人体新陈代谢，使生命机体得到改善提高，增强对疾病的抵抗力，防止老年人生理性早衰，延长了生存的年限，达到保持健康、延年益寿、安享晚年的目的。

第二节 运动保健的原则

运动保健的原则是动静结合。我国古代养生思想有"宜动""宜静"两种不同观点，两者都源自道家。唐代孙思邈主张"惟无多无少，几乎道矣。"即不宜多动，亦不宜多静。元代朱丹溪提出："天主生物，故恒于动；人有此生，亦恒于动。"提出的自然界的变化规律是"动"多"静"少。"动"为阳，"静"为阴，一切物质的运动发展，以阳为主导，时刻处在"阳动"的状态。从运动保健来说，运动时一切顺其自然，进行自然调息、调心，神志从容，摒弃杂念，神形兼顾，内外俱练，动于外而静于内，动主练而静主养神，把动静结合作为运动保健的原则。

老年人运动是为了增强体质，预防疾病，延年益寿。但老年人由于身体的新陈代谢下降，各器官逐渐衰老，运动时需注意以下原则。

（1）老年人的身体器官与功能已进入衰退阶段，故运动应从实际出发，科学地安排运动。要根据年龄、性别、健康水平与锻炼习惯而有所差异，做到合理地安排强度与时间，一定要做到量力而行，心中有数。盲目地进行活动，则欲速而不达，起不到应有的作用反而有损健康。能坚持天天锻炼最理想，如有困难，最低要求每周不少于 3 ~ 4 次，每次 20 ~ 30 分钟左右。坚持不懈，日积月累，才能对老年人的健康见效。

（2）循序渐进。进行锻炼，不能违反客观规律。锻炼时间应从短到长，技术动作也应由易到难。关键在掌握运动量，一定要由小到大，这样才能使身体各器官、系统适应与接受体育锻炼的要求。体质的增强，是科学地安排运动量，逐步增强而获得的，不然就不可能达到锻炼的目的。

（3）老年人锻炼时要选择自己力所能及的运动项目，不宜参加对抗性或突击性的紧张运动，避免进行快速、旋转、爆发力强、前倾后仰、低头，深弯腰等运动。

（4）老年人由于身体功能下降，参加任何运动都容易产生疲劳，疲劳后不易恢复，因此，在活动前充分做好准备活动，活动后做好整理活动。在活动时应严格控制活动时间与重复次数，并要掌握适当的运动间隙与合理休息。避免因活动量过大而发生意外，造成骨折、扭伤、脑血管意外、心肌缺血和其他伤害事故。

（5）老年人包括患有疾病的老年人，在锻炼过程中要加强自我监护，这是防止意外的重要手段之一。最简单的方法常用检查心率的方法。①运动时用脉搏测定运动量。老年前期，运动时脉搏搏动以每分钟 120 次为宜。老年期，运动时脉搏搏动以每分钟 110 ~ 115 次为宜。高龄期，运动时较平时稍快即可。②用心率测定运动量的公式是：180 − 年龄 ＝ 适宜运动的心率。③用运动后劳累程度测定运动量，若运动后有疲劳感、经过休息 5~10 分钟后，精神体力恢复正常者，此为运动适量。若运动后疲劳太甚，休息后仍感不适和疲劳，且有头痛、头昏、胸闷、心悸、呕逆、食少、烦躁等，属于运动过量。

（6）老年人锻炼时间、地点的选择很重要，每天锻炼最理想的时间是清晨，早晨空气新鲜宜人，选择的地点最好是在室外有花草树木之处。老年人一般很怕杂乱，需要安静的环境，从心理上讲有一个适合的活动场所，这样能集中思想，提高锻炼效果，又能避免意外，保证安全。遇到气候变化，如下雪、大风、降温、酷热时，可在室内空气比较流通的地方进行锻炼。老年人的神经调节与适应性较差，免疫功能下降，不注意这种退行的情况，将会因气候变化而得病或老病复发。

（7）运动养生要做好医务监护，运动前必经医师体格检查。凡发烧、内脏疾病急性发作期、有出血倾向、各种传染病的患者，均不宜参加运动。经过严格的体格检查，适于运动养生者，医师则可因人而异，根据体质强弱等开出运动处方，将运动的项目、方法、运动量、运动次数、时间、注意事项等一一注明。在运动过程中，医师要密切监护，认真观察运动者的心率、脉搏等情况。如发现有头痛、食欲不振、睡眠不佳、体力难支等情况，要及时暂停其运动。还要求运动者，定期向医师报告运动养生的情况，以便及时对运动项目和运动量进行调整。报告的内容主要是：睡眠情况，心跳快慢，节律规整与否，呼吸状态，有无头痛、头晕，疲劳程度，食欲好坏，大小便情况，有无身痛或不适宜运动的感觉，精神情绪，工作能力加强或减弱，对运动的乐趣等。

第三节　适宜老年人的运动项目

老年运动健身必须得法，适合老年人锻炼的项目以动作缓慢柔和，能使全身得到活动，活动量容易调节而又简便易学为原则。这里介绍几种适宜老年人锻炼的项目。

一、步行

这是最简便、安全的运动，如果锻炼得当，其效果可与慢跑相同。生理医学研究表明：步行可促进体内新陈代谢过程，如以每小时走 3 公里的慢速度步行 1.5 ~ 2 小时，新陈代谢率可提高 48%；步行还能调整神经系统功能，缓解血管痉挛状态，使血管平滑肌放松；此外，步行能使你全身肌肉关节得到活动。日本的加贺谷淳子对 18 名大学女教师进行步行锻炼追踪观察 8 年，显示锻炼使血压平均从 132 毫米汞柱下降至 121 毫米汞柱，原地纵跳高度也明显提高，说明对日常活动不足的中老年人来说，步行往往可以增强心脏功能及减轻体重。

体质较差或尚无锻炼习惯的老人可以从速度慢的散步开始，循序渐进，量力而行，逐渐增加。每天不少于 30 至 45 分钟，或隔天行一小时以上的锻炼。

现在有人提倡每秒钟快走 2 ~ 3 步，每次走 20 ~ 30 分钟，锻炼效果更好。但是，这种运动量较大，要根据自己的体质选择。

近几年，全国兴起爬山运动。每周爬山 1 ~ 2 次，根据个人的身体情况，可以爬山 1 ~ 3 小时，有的地方在山的各个高度都有"农家乐餐厅"，吃农家饭，既便宜，又别有风味。吃过饭后，休息一会儿，再下山。既是运动，又是郊游娱乐。也有的人身体好，每天早上爬山 0.5 ~ 1 小时，作为晨练。

上述步行形式，可以根据自己的条件和爱好选择。

二、慢跑

近年来，健身慢跑风靡世界各国，参加者不分男女老少，美国有数千人参加慢跑锻炼，法国在数百个城市同时开展以"心脏健康之路"命名的慢散步锻炼活动。慢跑对心肺锻炼作用大，而且速度可随人掌握，因此是老年人锻炼的好项目。医学研究资料表明：40 ~ 81 岁的长跑者比 40 ~ 60 岁的一般中老年人最大吸氧量增大 25% ~ 30%，使老年人的心肺功能得到增强。练跑的中老年人腿部伸肌的力量要比一般中老年人大5～7kg，可以说健身跑也是防治老年人肌肉萎缩的有效方法。美国总统的保健和运动顾问委员会向体育专家们征询对几项体育运动的健身价值的评价，投票结果显示，跑步得分最高。

开始练跑的老年人速度一定要慢，并从短距离入手，逐步适应后酌增，或可以慢跑与步行结合进行锻炼，待身体状况适应后逐步加长慢跑距离直至过渡到完全慢跑。慢跑最好每天进行，但是刚开始练习时可先隔天进行，逐渐过渡到每周4～5次直至每天进行。慢跑锻炼重要的是不要过量，注意科学适量。慢跑可采取以下几种方法。

（1）慢速放松跑。快慢程度根据本人体质而定，老年人和体弱者一般比走步稍快点。最大负荷强度不应使心率超过180减年龄，如60岁老人应控制在180－60＝120（次/分）以下，呼吸也以不喘大气为宜。跑步时，步伐要轻快，全身肌肉放松，双臂自然摆动。运动量以每天20～30分钟为宜。

（2）反复跑。是以一定的距离作为段落，进行反复多次的跑步，段落可长可短，短者100～400米，长者1000～2000米，视各人情况而定。初练反复跑者可采用较短距离的段落，跑的次数也不要太多，一般以10（次）×100（米）或5（次）×200（米）为宜，在两个跑段之间可以慢走几分钟作为休整。

（3）原地跑。是一种不受场地、气候、设备等条件限制的跑步锻炼方法。初学者以慢跑姿势进行较好。开始只跑50～100复步。锻炼4～6个月之后，结合自己身体情况和锻炼效果，每次可跑560～800复步。在原地跑时可以用加大动作难度的方法控制运动量，如采用高抬腿跑等都可使运动强度加大。

（4）定时跑。一种是不限速度和距离，只要求跑一定时间；另一种有距离和时间限制，如在6分钟之内跑完800米，以后随运动水平提高可缩短时间，从而加快跑的速度。这种跑步方法，对提高老年体弱者的耐力、体力大有好处。

三、气功

气功为现代通俗名称，包括古代"导引""吐纳""术数""行气""坐禅""按矫""静坐"等。气功以阴阳、五行、脏腑、经络、气血学说为基础；气功以"气"为动力，在入静和放松的状态下经过三调（调身、调心、调息）进行自我控制、自我调整、自我修复和自我建设，达到防治疾病、健身延年的目的，符合中医学"治未病"的原则。气功是我国劳动人民在数千年历史长河中所创造出来的一种传统养身方法，适宜各种人群尤其是中老年人，且具有鲜明的民族特色，深受群众喜爱。

（一）气功锻炼的特点

由于气功历史悠久，流派甚多，加之我国地域辽阔，因而传授的方法各具有不同的特点，迄今仍有众多的派别与多种分类方法。从形式上分，有动功与静功；从练法上分，文练称为气功，武练称为硬气功，前者谓之"静坐以养神"，后者谓之"长啸以舒气"；从功用上分，有用以健身的内壮功和用以治病的保健功；从气功性能上分，有"潜气内转"的内气功、"运气外达"的外气功等等。不同的功法既有区别，又有联系。其共同特征谓之内练"精、气、神"，外练"筋、骨、皮"。气功锻炼的特点主要有两方面。

1. 气功是强调锻炼的自我疗法

气功具有治病养生的作用，是通过练功者积极主动地进行气功锻炼而获得的。气功疗法不同于其他治疗方法，如药物、针灸、按摩等，也不同于一般的体育运动、武术锻炼等。它是以自己的身体为对象，通过有意识地自我调控心理生理活动，以防治心身失调的锻炼方法。因此，要求充分发挥主观能动性的作用，要有信心、有决心、有恒心地坚持气功锻炼，充分调动人体内部的控制调节系统，来调整内部的生理功能，增强人体的抗病能力。也就是说，积极主动的自我锻炼，是气功取效的关键所在。

气功既要自己进行锻炼，因此，人的精神因素非常重要。要认真地接受气功医师的技术指导，掌握好练功要领，善于体会练功方法，合理安排练功时间，抓住有利因素，以扩大成果，巩固疗效。反之，则欲速而不达。

2. 气功是强调内因的整体疗法

气功不是专对某种疾病的特异疗法，而是改善人的整个机体功能、强调内因为主的整体疗法。

人体各脏器、各组织之间是相互有机联系的整体，而经络是各脏器、组织之间联系的通道，各脏腑、组织间的功能调节和信息沟通是靠"气"的活动来实现的。人体通过整体的自动调节控制形式，保持各部分活动的互相协调，来维持其生命活动。"邪之所凑，其气必虚"。说明正气虚弱，病邪相干，导致脏腑气血失调，而影响着疾病的发生、发展、变化。气功锻炼就是从扶助正气、改善整体情况入手的。如以松、静、守、息四项主要锻炼内容来说，松弛机体，宁静思想，意守丹田，调整气息，都是一种整体锻炼方法。又如七情不和，常使脏腑气机失调、功能紊乱而发病。心为五脏六腑之大主，气功锻炼中，息心宁神，可达到入静状态，使心起到调节功能紊乱的脏腑的作用，也说明气功治疗的整体性。

（二）气功锻炼的基本环节

就气功的功法而言，汇历代各派气功家之精华，可概括为"调"（调阴阳、调气血、调营卫），"练"（练姿势求轻、松、静，练呼吸求细、深、长，练意守求归丹田），然后达到"功"。总的来说，就是通过练功者发挥主观能动作用，对身心（即身体与精神）进行自我锻炼的一种行之有效的养生方法。每种气功大致都包括互相联系、互相影响、互相促进，同时进行的三个共同的基本环节，即调身、调心、调息。一般认为调心和调息是关键环节。

1. 调身

可称为姿势或体式。通常分为站、坐、卧、行四种基本类型，一般以坐式为主，具体选用则要因人因时因地而异。卧式适于久病体弱、阳气虚衰的患者，以及各种慢性病患者，具体姿势可分为右侧卧、左侧卧、仰卧三种。

坐式既适于健康人练习，又适于恢复期患者康复训练。坐式又有平坐式与盘坐之分。平坐式即端坐，盘坐式可再分为单盘坐、双盘坐与自然盘坐等。

站式一般为健康者锻炼的方式，以健身为目的。站式分为自然站式与随意站式等不同姿势。

行式为一种气功与武术相结合的姿势，不同派别有不同的动作，用以强壮体质、延年益寿。

通常可根据自身情况，不同的姿势可以交替进行。练功有素的气功师认为"功到自然成"。姿势可以多种多样，不拘泥于形式，但要求松静自然，配合呼吸，在整个练习过程中，应保持局部锻炼和整体活动的统一与完整，要求动作柔韧、圆活。总之，选择的练功姿势要以自感舒适、愉快、轻松为宜。概括地讲，进行静功锻炼时，要求静中求动，外静内动；进行动功锻炼时，要求静而后动，动静双赅。以逐步做到有动有静，动静相兼，使身体受到动与静的双重锻炼。

适宜的姿势，可促进呼吸自然、意念集中，因而效果也就更为显著。久而久之就可达到行、立、坐、卧皆可练功，姿势也就十分自由了。

2. 调心

又称为意守或练意。是指练功者在练功时通过意念活动的锻炼以调整生理功能的一种方法，也可以说是练功者通过心理活动来改变心理状态的一种方法和手段。其要领是善于排除杂念，达到"入静"。这是一种似睡非睡的状态，或者说是对外界刺激不加理睬的清醒状态，意念活动属于人类大脑活动范畴，是练功者通过自己的主观意志去调整生理功能。因此，练功时的入静状态对大脑的功能活动是一种特殊的休息。在这种状态下，人体的功能活动不是静止或减弱，而是使其活动转向功能的恢复。可以说练功者在入静状态下能量由消耗过程转向贮备过程，对人体起着"调整""修复"和"建设"的作用。

3. 调息

又为气息或练气。古代称之为"吐纳之术"，为一种呼吸摄生方法。因为人体中的"气"能促使精血资生，血液的周流和津液（主要是唾液）的输布。一般说来，练气主要包括密切相关的呼吸锻炼和内气锻炼两个方面。调息练气是在意念活动的主导下进行的，通常所说的"以意领气""气沉丹田"等，都表明意和气的相互关系及其主导作用。意守丹田为练功中最为重要的原则之一。

总的说来，调息是在自然呼吸的前提下，鼻吸鼻呼或鼻吸口呼，从自然呼吸开始，逐步地把呼吸锻炼得柔和、细缓、均匀、深长。内气锻炼则是指练功过程中，在一定条件下体内产生的一种"气"样的感觉。这种内气是体内物质在特定状态下呈现的生理现象或病理生理现象。

（三）进行气功锻炼的注意事项

进行气功锻炼，必须掌握练功要领，方能取得较好的效果。

（1）要有信心、决心、恒心。要求长期锻炼，深信气功具有防病、治病、健身、延年的作用。只有持之以恒、循序渐进、刻苦学练，才能逐步掌握，达到预期的目的。

（2）生活要有规律，避免"七情"干扰，保持精神愉快，加强富有营养的饮食，戒掉烟、酒等嗜好。

（3）练功前要排大小便，安下心来，消除杂念，松解衣带，全身放松。

（4）姿势依人而异，每次可练 30 ~ 60 分钟，每天练 1 ~ 2 次。练功地点宜安静，空气新鲜。具体功法应依个人身体情况而定。

（5）练功之初应做准备功，练功之末应当收功，练功过程中，则要求松静自然，情绪稳定，心情舒畅，不可急于求成。

（6）对于自发功，决不可强求，一般应在老师指导下进行。动作要有柔有刚，有缓有急，经常变化，只有练出一定的动作规律来，才能减少偏差。

四、太极拳

太极拳是我国劳动人民在长期生活和医疗实践中创造并发展起来的一种健身拳术，它具有较好的医疗、保健和抗老效果。

1. 太极拳的要领

（1）神静　练习太极拳，要始终保持神静，排除思想杂念，使头脑静下来，全神贯注，用意识指导动作。神静则气血流通。

（2）含胸拔背、气沉丹田　含胸，即胸略内涵而不挺直；拔背，即脊背伸展，能含胸则自能拔背，使气沉于丹田。

（3）体松　身体宜放松，不得紧张，故上要沉肩坠肘，下要松胯松腰。肩松下垂即沉肩；肘松而坠即是坠肘；腰胯要松，不宜僵直呆板。体松则经脉畅达，气血周流。

（4）全身协调，浑然一体　太极拳要求根在脚，发于腿，主宰于腰，形于手指，只有手、足、腰，协调一致，浑然一体，方可上下相随，流畅自然。外动于手，内动于气，神为主帅，身为躯使，内外相合，则能达到意到、形到、气到的效果。

（5）连绵自如　太极拳动作要轻柔自然，连绵不断，不得用僵硬之拙劲，宜用意不用力。动作连绵，则气血通畅，轻柔自然，则意气相合，百脉周流。

（6）呼吸均匀　太极拳要求意、气、形的统一协调，呼吸是十分重要的，呼吸深长则动作轻柔。一般说来，吸气时，气沉丹田，则必无血脉贲张之弊。

（7）内外相合　太极所练在神，故云：神为主帅，身为躯使。精神能提起，自然举动就轻灵，架子不外乎虚实开合。所谓开者，不但手足开，心意亦与之俱开；所谓合者，不但手足合，心意亦与之俱合，内外合为一气，则浑然无间。

（8）动中求静　外家拳以跳踯为能，用尽气力，练毕无不喘气者。太极拳以静御动，虽动犹静，故练架子以愈慢愈好，慢则呼吸深长，气沉丹田，血脉流畅。

（9）相连不断　外家拳其劲乃后天之拙动，故有起止、断续。而太极拳用意不用力，自始贯终，绵绵不断，周而复始，循环无端，犹如江河流水滔滔不绝。

2. 太极拳的功效

太极拳是一种意识、呼吸、动作密切结合的运动，"以意领气，以气运作"，用意念指挥身体的活动，用呼吸协调动作，融武术、气功、导引于一体，是"内外合一"的内功拳。

练习太极拳要求精神专注，将神收敛于内，而不被他事分神。神内敛则得养，"内无思想之患"，则身心愉快；精神宁静乐观，则百脉通畅，气血周流，机体自然健旺。

太极拳以呼吸协同动作，气沉丹田，以激发内气营运于身。张景岳云："上气海在膻中，下气海在丹田，而肺、肾两脏所以为阴阳生息之根本。"肺主气，司呼吸；肾主纳气，为元气之根。肺、肾协同，则呼吸细、匀、长、缓。这种腹式呼吸不仅可增强和改善肺的通气功能，而且可以固护元气。丹田气充，则鼓荡内气周流全身，脏腑、皮肉皆得其养。

太极拳旨在调意念，要以意领气，以气运身，内发于丹田，通过旋腰转脊的动作带动全身，即所谓"以腰为轴"。气经任、督、带、冲诸经脉上行为肩、臂、肘、腕，下行为胯、膝、踝，以至于手足四末。周流于全身之后，气复归于丹田。故周身肌肉、筋骨、关节、四肢百骸均得到锻炼。具有活动筋骨、疏通经脉、行气活血的功效。

由于太极拳将意、气、形结合成一体，使人体的精神、气血、脏腑、筋骨均得到濡养和锻炼，达到"阴平阳秘"的平衡状态，所以能起到有病治病、无病健身的作用，保证人体健康长寿。

3. 太极二十四势的各势名称

太极拳的流派很多，各有特点，架式有新、老之分。国家体委编的"简化太极拳"（俗称"太极二十四势"）的名称如下：

（1）起势；	（2）左右野马分鬃；
（3）白鹤亮翅；	（4）左右搂膝拗步；
（5）手挥琵琶；	（6）左右倒卷肱；
（7）左揽雀尾；	（8）右揽雀尾；
（9）单鞭；	（10）云手；
（11）单鞭；	（12）高探马；
（13）右蹬脚；	（14）双峰贯耳；
（15）转身左蹬脚；	（16）左下势独立；
（17）右下势独立；	（18）左右穿梭；

（19）海底针；　　（20）闪通臂；

（21）转身搬拦捶；　（22）如封似闭；

（23）十字手；　　（24）收势。

五、钓鱼

钓鱼是一项高雅的有益于身心健康的体育活动，在我国具有悠久的历史，出土的史前文物骨制鱼钩便是很好的证明。我国古代的著名人士姜尚、韩信、曹操、韩愈、柳宗元、苏轼、陆游等都很喜欢垂钓，他们是政治家、军事家或文学家。他们关于垂钓的描绘情景交融，其中，有的诗词已成为脍炙人口的千古绝唱。在当代已故的老一辈革命家中，陈毅、贺龙、罗瑞卿等同志都非常喜爱垂钓。

钓鱼是一项静中有动、动中有静的活动，它早已被列为国际体育比赛项目。20世纪50年代初就成立了国际钓鱼运动联合会，并制订了竞赛项目和竞赛规则，而且，定期举行世界钓鱼锦标赛。

钓鱼之益不在鱼。明代医学家李时珍认为，垂钓可以消除心脾燥热。许多人的实践证明：工作之余，置身于风景秀丽的大海之滨、江河湖畔，呼吸新鲜空气，沐浴充足的阳光，注目着鱼漂的沉浮……一切思虑全消，有助于解除大脑的疲劳，对医治高血压、神经衰弱和某些慢性疾病，是一种很好的辅助疗法，会收到令人满意的效果。

我国海岸线绵长，江河纵横，湖泊密布，具有广阔的水域，鱼类资源丰富，品种繁多，具备良好的垂钓条件，适宜广泛开展垂钓活动。现在，随着市场需求的增加，有许多供垂钓的养鱼塘，条件舒适安全，专供垂钓。

（一）钓鱼的四大益处

垂钓是一项情趣高雅的体育活动。它寓运动于娱乐之中，古今中外，凡是参加过垂钓的人，无论男女老少，都会在身心上得到无穷的乐趣和有效的锻炼。概括起来，垂钓活动有以下四大益处。

（1）动：钓鱼首先要动。出发前，钓者要整理钓具，制作鱼饵，准备野外活动的饮料、食物等，这是一些轻松、愉快的活动。天未明便起床，背上行装从城市到郊外，或步行十几里，或骑自行车几十里赶赴钓场，有时还要翻山涉水，这又是一种很好的田径运动。垂钓中，不断地甩竿、投钩，或站或蹲，全身各部位都得到了均衡的锻炼。值得注意的是，这些锻炼并不是像长跑那样需要人的主观意识强迫身体进行运动，而是在钓鱼情趣的诱惑下，心甘情愿地不知不觉地运动。就连那些不善于吃苦的人入了此道也会变得坚韧、顽强。难怪有的钓手骑自行车往返百余里去垂钓而不叫苦。这一点是任何一种体育项目所不及的。

（2）静：钓鱼需要静。这种静的妙处只有钓者才会领悟到。那是一种原始的静，童话般的静，充满希望的静。当你在晓雾蒙蒙中选好钓点，甩竿投钩于水中后，便可端坐在岸边静观鱼漂的动静。此时，你会排除一切杂念，精神高度集中。那些人世间的烦恼、生活中的苦闷、工作中的紧张情绪都会一扫而光。由此，不但可以静心养神、陶冶情操，而且可以达到磨炼意志的目的。

（3）乐：垂钓过程中会使你感到无比的快乐。如果钓到一条大鱼，你会高兴得手足无措，甚至连邻近钓友的喊声都会听不见，而且，这种乐趣会在你的大脑中持续很长时间。笔者有一钓友，在去年的一次垂钓中钓一条5斤重的大鲤鱼，至今谈起仍眉飞色舞。他说，我长这么大，从来没有那样高兴过。可见，垂钓的乐趣是无法用语言形容的。

（4）寿：垂钓是一种野外活动，离开喧闹、空气污染的城市，置身于青山绿水、鸟语花香之中，呼吸新鲜空气，沐浴柔和的阳光，动则健体，静则养心，乐则开怀，又能经常食到自己亲手钓的鲜鱼，岂能不长寿？另外，据现代医学研究证明，江河湖畔空气中的负氧离子含量很多，垂钓者经常吸入带有较多负氧离子的空气，有防病、调整神经功能、促进胃液分泌等作用。很多研究长寿的医学家都称负氧离子为"空气维生素"，生活在负氧离子含量多的地区的人，平均寿命都比较长。

垂钓活动集动静、苦乐、刚柔于一身，适于男女老少和任何阶层的人，你如有兴趣，不妨垂纶一试。

（二）垂钓的注意事项

笔者是一个钓鱼爱好者。根据自己多年在垂钓实践中碰到的一些实际问题，以及在垂钓过程中遇到的、见到的事情，我体会到进入老年（其实应该包括中青年）在垂钓时应注意以下几点，提出供读者参考。

1. 合理安排垂钓次数和每次垂钓的时间

因为垂钓场地一般都在郊外，有的离城 10 至 30 公里，而且多是不好走的土路、山路，钓者又多数是骑自行车、坐公交车或步行去，所以，每周外出垂钓最多不要超过三次；而每次的垂钓时间也不应超过 10 个小时。这样做，既不过于疲劳，又不伤害身体健康；既做到了有劳有逸，又享受了垂钓的乐趣。

年龄不饶人，不能不服老。我曾有几次破了上述这个例，结果累得全身不舒服，胳膊、腿、腰都有疼痛感。甚至回家后，吃不下饭，睡不好觉，真是得不偿失，违背了垂钓为锻炼身体的初衷。

2. 垂钓间隙应闭目养神

老年同志的视力本来已经减退了，而垂钓又是比较费眼的，因垂钓时要全神贯注，双眼紧紧盯着浮漂，这样时间长了会出现头昏眼花的现象。为了不伤害视力就应在垂钓当中不间断地把眼闭上稍加休息，这样既可避免上述现象的出现，又可起到闭目养神的作用。

3. 选用适合老年人的垂钓工具

（1）最好使用带响铃的海竿或甩长线进行底钓。这两种钓具只要把钩投出去后就可以坐在马扎上休息等鱼上钩了。这种钓法既不用紧盯着浮漂又不用总拿着鱼竿，只要听到铃响就可起鱼了。

（2）如用手竿垂钓，应做到以下几点。

使用轻而短的钓竿，其好处是：竿轻，提竿不费力，胳膊不疼，全身不累；竿短，钓距就近，钓距近自然能够非常清楚地观看浮漂的动态，能够比较准确地判断是否有鱼咬钩。

使用细而长的大浮漂，同时应将浮漂的上部露出水面6～8厘米（无风时露出4～6厘，有风时露出6～8厘米），这样不费眼力。我曾试验过浮漂露出水面3厘米以下，尤其在有风的情况下，看得眼花缭乱，分不清是风刮得漂动，还是鱼在咬钩而漂动。而后我将浮漂改为露出水面4～8厘米，这样不仅能够清清楚楚地观看浮漂的动态，而且还能比较准确地判断出是风刮的，还是鱼在咬钩和什么鱼在咬钩了，结果钓获率也增加了将近一倍。

（3）外出垂钓必须带上马扎。因为垂钓时间较长，所以必须带一个高低适中的马扎坐着，上了年纪的人，不要站着垂钓，"久立伤骨"，以防站得腰酸腿疼、疲劳过度。

4. 患有慢性病时钓鱼有讲究

患有心脏病、高血压等慢性病的老同志不宜进行远距离或在不安全的地方垂钓。但是有的老同志虽然也患有此类疾病，但病情较轻，而且又非常爱好垂钓，可以适度垂钓，但应该做到以下几点：

（1）结伴而行，同去同归，便于互相照应。

（2）应随身携带必需的急救药品。

（3）去的垂钓场地不宜太远，尤其是不应去那远离城镇、偏僻而交通又不便的河、塘、水库垂钓，以防病情突然发作，难以抢救。

5. 钓鱼要防电击

在钓场见到一些钓友为了钓鱼而不顾电击危险。每年的钓季又常常是各种电击事故的多发季节。为此提几点建议：

（1）选择钓位、钓点和行走路线要避开高压电线。

投掷海竿时极易将钩坠搭在坑塘上方的高压电线上。一般讲尼龙线是较好的绝缘体，尼龙线的长度越长其绝缘强度越高。此时最好的办法是果断地切断尼龙线，切勿横向拉线。因为横向硬拉会造成两条高压线短路或距离缩短产生线间弧光放电而导致重大事故。

使用手竿时因钓竿较长更不宜在高压线下方垂钓。尤其是碳素材料制造的鱼竿，导电性强，即使在低压线下方亦应禁用。

郊区田野坑塘，因无建筑物和交通道，所以各种级别的高压输电线均距地面较低，万不可认为距地面低电压也低。简单地辨别方法是看吊挂电线的悬垂绝缘子的片数，片数越多、越长其电压也就越高，通常为几万伏到几十万伏。主管部门对各种级别的输电线在上述地区的最低高度有如下规定：在以上距离范围内晴天时对行人是安全的。但通过其下方时，切勿扛竿或举竿。碳素竿更应注意。阴雨天、大雾或空气相对湿度高时应远离高压线，因为这种天气即使绝缘性好的钓竿因表面潮湿也会导电。

各种级别的高压输电线，在跨越宽水面时因杆塔间的距离较远，因而中间有较大垂弧。垂弧距水面、地面越近，危险性也越大。这也是钓者需加注意的。

雷雨天应远离高压线的下方，更不可在杆塔下方行走或停留，因为杆塔的防雷接地极和引线都在杆塔的下方，落雷时即使不直接受雷击，也难逃地面跨步电压的伤害。

（2）对钓区中的低压线路和用电设备也不可大意。

郊区的养殖渔场、坑塘附近常有 380 伏低压架空线以及闸箱开关插座盒、接入水中的多芯橡皮电缆、水泵电机、水中增氧机等。这些低压电器其"低压"是与高压、超高压相对而言的，它对人体的危害同样是可以致命的。从绝对数字看"低压"造成的伤害远远高于高压。因为一方面人们有怕高不怕低的错误心理，另一方面上述用电设施的安装施工，绝大部分都不大规范，此外，低压用电到处可见，所以危险性也更大。务请钓者注意以下几点。

不要在上方或身后有低压架空线处投海竿和使用手竿。因为海竿在投掷时容易挂上电线，而手竿在抬竿时也会将钓线甩到电线上。在这些地方用短海竿比较好。较长海竿采用横向投掷比较安全，但落点不易准确。一旦挂上电线只能切线，绝不可用拉断的方法。因为低压架空裸线的线间距离很小，为了拉断渔线，会将电线拉成短路打火，极易烧断裸线，这是很危险的。烧断的裸线落地后则更加危险。

要注意避开在地面上的多芯橡皮电缆。有些电线用久了绝缘性能低下。有接头的部位虽然包了胶布，但长时间接近潮湿泥水也很不安全。

养鱼塘增氧机附近鱼的密度大，往往是钓友们偏爱的钓点。选点找位时应先察看电动增氧机的电源线从何处下水，以及牵引固定设备的铁丝或绳索的位置。投竿时应避开电线与绳索，万一挂上或绕上后，应果断切线或拉断渔线，如果投掷时落点越过水中电线，可放线携竿绕过电线入水处再收线，千万不要冒险下水摘钩。

6. 夏天垂钓要注意皮肤保护

在骄阳似火的夏天，不时看到一些钓友一天下来钓绩颇丰，但身上暴露部位却晒得一片通红，有的起水疱破皮流水。这就是皮肤科常说的光感性皮肤病，下面给广大垂钓爱好者介绍些光感性皮肤病知识。

光感性皮肤病系日光或其他光线（这里只谈日光）照射引起的急性或慢性皮肤损害。致病因素除日光外，也与光感物质（药物、植物）、个体因素有关。其发病机制表现为光毒反应和光变态反应。日光中有紫外线、红外线、可见光等，紫外线又有短、中、长波之分。引起正常人皮肤损害的是波长为 290～320 毫米的中波紫外线。光感性皮肤病常见有：日光性皮炎、外源性日光皮炎、植物－日光皮炎、泥螺－日光皮炎。

（1）日光皮炎　俗称晒斑，系强光过度照射，于暴露处发生急性皮肤炎症。原因是皮肤上皮细胞受损，释放出组织胺，引起血管扩张或渗出。表现症状：在阳光直接照射的面、颈、前臂，数小时内出现淡红色境界清楚的水肿性红斑，有烧灼感或刺痛，触之尤甚。2～3 天后红斑转暗红色并逐渐消退，留有暂时性色素沉着。严重者出现水疱，疱破后呈糜烂面，个别患者出现眼睑浮肿、结膜充血，约 1 周痊愈。

（2）外源性日光皮炎　系皮肤接触光感物质或内服光感性药物曝晒后而发病。常见的光感物质有香料、染料、荧光增白剂，以及雷夫奴尔、外用磺胺药补骨脂素等。光源性药物有：抗生素如四环素，镇静药如氯丙嗪，抗组织胺药如非那根、扑尔敏，利尿药如双氢克尿塞，催眠药如利眠宁，解热镇痛药如阿司匹林以及避孕药。就是说皮肤接触了上述光感物或内服上述光感药物后，经日晒可引起皮肤急性炎症。其症状表现为红斑、丘疹、水疱、渗出湿疹样损害。

（3）植物－日光皮炎　系一次食用大量光感性蔬菜，体内一时不能将其转化或排泄掉而存于组织内，增加光感作用，于暴露处出现弥漫浮肿、瘀斑。本病以 20～40 岁女性多见，有内脏疾病患者易患此病。常见的光感性蔬菜有：紫云英、油菜、灰菜、小白菜、菠菜、苋菜、莴苣、荠菜，一次不宜食用过多。

（4）泥螺－日光皮炎　系食用泥螺再经日晒而发病。泥螺属海产贝类，盛产于我国沿海一带，由于肉质鲜嫩，营养价值如同鱼类，故被人们喜食，但其体内含有卟啉类光感物，发病症状如同蔬菜－日光皮炎。

7. 光感性皮肤病的预防和治疗原则

（1）预防原则　①经常参加室外活动，增强皮肤对日光的耐受性。

②避免阳光直接照射，夏天垂钓戴宽边帽，穿长袖衣裤，曝晒时间不宜过长。③晒前 15 分钟涂防晒霜。④白癜风、红斑狼疮和湿疹患者不能曝晒，以免诱发和加重病情。

（2）治疗原则　①仅有红斑者可用口罩蘸凉水湿敷患处 15 ~ 30 分钟。冷刺激使血管收缩减轻潮红和灼热，还可擦炉甘石洗剂以清凉止痒。②疱破流水者在面部可用 3% 硼酸溶液冷湿敷（30 克硼酸粉 + 2 斤温开水搅匀待凉），在颈、前臂可用 1/5000 ~ 1/10000 的高锰酸钾溶液冷湿敷（0.3 克高锰酸钾 + 半脸盆冷开水）。上述湿敷 30 分钟 ~ 1 小时后涂红霉素软膏，每天 2 次。③重者可口服强地松 10mg/次、3 次/日和维生素 C 300mg/次、3 次/日。④为预防感染，可以口服红霉素片 0.2g/次、4 次/日或复方新诺明 2 片/次、2 次/日。

最后提及一下桑毛虫皮炎，它依附在沟渠田埂边的桑树、杨树、梓树的枝叶上，钓者碰着被其毒毛刺伤，刺伤处出现斑疹风团，奇痒难忍，抓之又痛。此时可用自带的伤湿膏撕一小块贴上去、再扯下来，反复几次可将毒毛粘下来，再涂肤轻松软膏，症状会减轻许多。

8. 海滨垂钓要谨防刺毒

海洋鱼类中有几种鱼，为了生存和逃避敌害，它们的背鳍、腹鳍或尾部的硬棘及棘基都有毒腺。福建闽南渔区有句谚语"一魟二虎三沙鳗，四是臭吐五成鱼"。指的就是毒性大小不同的五种鱼。魟即赤魟、乌魟；虎鱼是鬼鲉；沙鳗即鳗鲶；臭吐是褐篮子鱼；成鱼为海鲶。捕获它们时若被刺伤则疼痛难忍，特别是被魟鱼、鬼鲉刺伤，严重者有生命之虞，千万不可掉以轻心。现就其形态和生态习性等基本特点，各举一种代表鱼类略作介绍，以期钓友们钓获时能加以鉴别，妥善处置，免受伤害。

（1）赤魟　是魟科、魟属中的常见种类，福建沿海通称黄鲂。体盘上下平扁，尾前部稍宽扁，后部细长如鞭，犹如一把蒲扇。尾前部背面有一个边缘有锯齿的硬棘，棘基有毒腺。体背面绿褐色，中央色深，腹面中央白色，周缘黄色。

赤魟为暖水性底层鱼类，栖息于近海沙泥底质的海底，摄食贝类与甲壳类等。一般重 1000 ~ 1500 克，大的可达数千克。其肉质细嫩，味道鲜美，鱼肝营养丰富，可制鱼肝油。分布在江、浙、闽、粤沿海，渔业上一般用延绳钓或底拖网捕捞，有一定的产量。用海竿虾饵等底钓亦可钓获。起鱼过程别有一番较量与乐趣。当鱼咬钩后会潜伏海底不动，使钓者误以为勾住海底礁石或异物，假如猛拉钓线势必造成钩直或鱼嘴撕开跑掉。正确方法是一手拉紧钓线，另一手用手指不断勾弹钓线使赤虹感到阵阵疼痛而离开海底。钓线松动后钓者应立即忽左忽右收线。它会多次沉底不动，钓者也要多次不断勾弹钓线，不断收线，最终将其引渡至坡度小的地点起水上岸。若赤虹个体较大，可利用鱼叉或手搭钩等辅助钓具，将鱼提搭上岸。上岸后的赤虹会疯狂地以其尾部上的毒棘不断鞭打对手，倘若被其击中，后果将不堪设想。应先将鱼置于安全僻静处，剪断钓线，待鱼毙命后小心剪去尾部上的毒棘，并将其深埋土中或烧成灰，方保无虞。

（2）鬼鲉　常见的为日本鬼鲉，福建沿海通称为老虎鱼。体延长，前部粗大，后部稍侧扁。头中等大，有皮须。体黑褐色，常有红蓝色斑点，胸鳍有黄色或白色斑纹。背鳍棘、臀鳍棘和腹鳍棘均有毒。由于形态奇特吓人，鳍棘毒性略次于赤鲉故称之"鬼鲉"。

日本鬼虹为近海小型底层鱼类，常见的多在 250 克左右。栖息于沿岸或海岛附近石砾底质的浅海中。摄食甲壳类、幼鱼、沙蚕等。用虾肉、沙蚕、小蟹诱钓石斑鱼的同时，往往可钓到它。虽然钓获机会较少但别忘记其鳍有剧毒，钓获后可先剪断钓线放在安全的地方，让其自然死亡。如不小心被刺后，伤处会剧痛、红肿，伤口不易愈合，严重的也有生命危险。

（3）鳗鲶　福建闽南称沙鳗。体长形，头部平扁，头后稍侧扁。眼小，头前部有 8 根小须，近似淡水胡子鲶。体光滑无鳞。体背面棕黑色，腹面白色。体侧中央有两条黄色纵带。背鳍和胸鳍的硬棘基部有毒腺。鳗鲶为福建沿海常见的小型中下层鱼类。栖息于岩石间并在石缝中产卵。因其肉质细嫩鲜美，且有一定产量，是钓者乐钓的对象之一。在 4～5 月的生殖期间，以沙蚕、虾肉等沉底钓易上钩。尤其在黄昏涨潮时底钓，捕获量倍增。

钓到鳗鲶后千万不要急于摘钩。先用擦手布小心垫着按其头部，再取剪刀剪除其背鳍和胸鳍的硬棘，最后再摘钩，这样可防止被刺伤。

（4）褐篮子鱼 福建沿海又称为臭吐、刺排。体呈长卵圆形，侧扁。酷似树叶，又叫"叶子鱼"。尾柄细短，鳞片小而薄埋于皮下。头较小，前端略尖。口小唇厚，尾鳍凹形。体黄绿色，背鳍、腹鳍和臀鳍的鳍棘尖锐，基部有毒腺，被刺后会引起剧痛，钓捕时应特别小心。

褐篮子鱼为暖水性近海小型鱼类，常栖息于岩礁、珊瑚丛或沙质底的海区。常随波逐流，洄游于海水的中下层，摄食礁石上的藻类、多毛类等，以沙蚕、虾肉为饵能够钓获。因其个体小，重量多在250克以下，口小，所以宜选小型钓钩，如鹤嘴形117、118，装小饵易钓到。在4~5月的生殖期间，使用不带浮漂的细竿梢手竿，挂双钩或组钩垂钓，定能频频得鱼。

（5）中华海鲶 又名成鱼、油松。头部扁平较宽，体后部侧扁。眼较小，口大下位，上颌有须1对，下颌须2对。体背部褐绿色，腹部银白色，各鳍灰黑色。尾鳍深叉形，背鳍和胸鳍硬棘的基部有毒腺，人被刺后会疼痛。

中华海鲶为暖水性底层鱼类，喜活动于水流缓慢的泥质底海区。有一定产量，肉味鲜美，含脂量高。但有腥味，烹调时需加酒糟、生姜焖煮。中华海鲶以底栖动物、小蟹和贝类等为摄食对象。用沙蚕、虾肉底钓易于钓获。性贪食，往往咬住饵钩一鼓作气地拖跑，待钓线绷紧后抬竿，万无一失。每年小满至芒种前后成群游向江河口近岸产卵。这时期夜钓，渔获个体均在250克以上，大者达500~1000克。海鲶钓获后可仿效鳗鲶的处理方法，先剪除其背鳍、胸鳍的硬棘，然后摘钩方可避免被刺伤。

9. 矶钓必须注意安全

矶钓是在大海、湖泊、水库、江河的小岩礁上进行的，所以很容易发生人身伤亡事故。小西和人先生是日本的钓鱼专家，有30年的矶钓经历，下面就是他多年总结出的矶钓安全经验，介绍如下：

要把救生衣看成是自己的肌肤，在矶上垂钓一定要经常穿着。日本鹿儿岛地区统计从1978年1月到1979年6月，共发生矶钓伤亡事故二十五起，其中死亡、失踪者25人，救起10人。"我是游泳能手"，但游泳和落水终究是两回事，因嫌麻烦而脱掉救生衣就会带来死亡。

要注意钓鱼时的天气，要有撤退的勇气。"好不容易远道而来的，可是……""像这样的浪没关系吧"。如此留恋和大意就要招致大祸。另外生手一定要听从领队和老手的指挥。

决不能一个人单独行动，一旦失误从矶上落下，一人往上爬是很困难的，但如果有伙伴就不致招来大祸。

由渡船登矶时，要一下子跳上去，决不可畏畏缩缩地往上跨。因为上岸时身体重心偏后船头下沉。船头浮上浪尖的一瞬间，有短暂的停息，这时往岸上跳轻而易举，在瞬间犹豫了就要等待下一次机会。

禁止把各种装备归拢在一起，弄得又大又重。每件的重量只用一只手可以提起为宜，最好达到扔起也可抓住的程度。去钓场的途中，为了便于搬运可以用大背包，但要另准备有简易背包以便登矶分成小件。

不能手拿着行李和鱼竿等登矶。风平浪静时没有什么事，但是养成习惯就会发生意外。因为拿着行李跳时，实际的身体运动与头脑的想象往往不合拍。矶钓专用钉子鞋绝对不可缺少。穿高帮胶靴和胶底鞋很危险。

在矶上钓鱼只要有巧克力和水，一个人可坚持一周。水非常重要，指望别人的水壶是不行的。

陆矶比海矶更易发生事故。海矶波浪可以通过，但是陆矶波浪不能通过，海水不断上涨，左右上涨的海水经常从身后而来。因而一般认为最安全的陆矶可能是最危险的。

只要在思想上、物质上有充分的准备，是能够防止事故发生的。

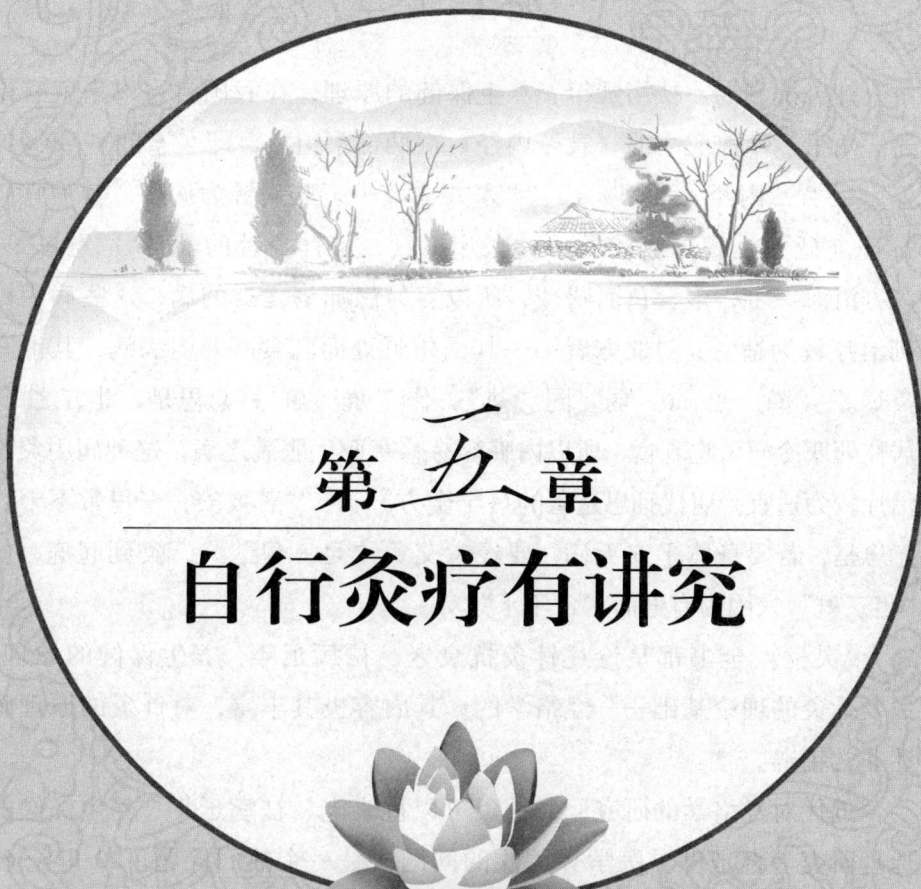

第五章

自行灸疗有讲究

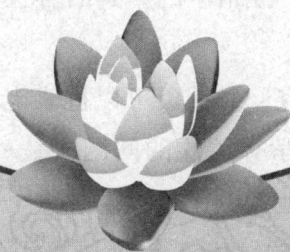

第一节　针灸抗衰老、保健的原理

针灸抗衰老、祛病延年、养生保健的原理，在我国自古以来就有论述。两千多年前成书的《黄帝内经》由两部书组成，即《素问》和《灵枢》。《黄帝内经·素问》曰："东方之域……其病皆为痈疡，其治宜砭石。"（砭石是我国古代的一种医疗工具，是针灸针的前身。）意思是，东方沿海一带，多食鱼而嗜咸，所以容易患痈疡之类的病，这些病用针刺治疗较为适宜；"北方者……其民乐野处而乳食脏寒生满病，其治宜灸焫。"（焫，音 ruò，弱。同"热"，作"烧"解。）意思是，北方之民，居住处寒冷而乐吃乳食，所以内脏容易感寒而生胀满之病，这种病用灸法治疗较为适宜。唐代孙思邈著的《千金方》云："若要安，三里常不干。"意思是，若要身体平安无病，要经常艾灸"足三里"穴，灸到起疱，使"足三里"穴因为有疱而"常不干"。

《灵枢》全书都是论述针灸抗衰老、祛病延年、养生保健的原理，以及针灸的理论基础——经络学的。其内容极其丰富，对针灸的原理阐述非常精辟。

近代对经络学的研究，对针灸可以抗衰老、祛病延年、养生保健的原理研究一直是世界医学界关注的问题，是一个热门课题。20 世纪 60 年代初朝鲜金凤汉声称他找到了经络实体——凤汉小体，引起了全世界的兴趣。后来发现是假的。1965 年金凤汉引咎自杀，这件丑闻宣告结束。此后，人们对寻找经络实体开始降温。60 年代末 70 年代初，我国对经络感传现象进行了广泛研究，发表论文数百篇，证明了经络是客观存在的，又不同于神经，也不同于血管等，并且发现了经络感传的许多规律。从 70 年代，我国对针灸的治病原理投入了大量的人力和物力，开展了广泛深入的研究，尤其是对神经在腧穴治病机制中的地位和作用，研究得最为深入，这方面发表的论文在 500 篇以上，到目前还在研究中。到 80 年代末，关于耳穴诊治疾病的机制已经提出 12 个观点，从 12 个方面做了研究（详细内容请参阅《中国耳针学》第 416～444 页，管遵信主编，上海科学技术出版社 1995 年 12 月第 1 版）。笔者从 70 年代对该课题开展研究，到 90 年代初提出了"耳穴诊治疾病的原理"的新观点，此课题 1992 年获云南省科技进步三等奖、加拿大中医药针灸学院一等奖。

笔者对该课题的研究，经历了四个阶段。

一、寻找标记耳穴的指标

1. 玉卫 22 型袖珍穴位探测仪的研制

要研究耳穴诊治疾病的原理，首先需解决用客观指标指示出与患病部位相关的耳穴。笔者通过反复研究，历时 3 年，设计过 21 种探测仪线路图，于 1973 年研制成功玉卫 22 型袖珍穴位探测仪，满足了当时科研需要。笔者用自己研制的探测仪，以矽肺患者为研究对象，开展了两年多的研究，发表论文 11 篇，千人以上的大样本重复实验 6 次，证明了我们发现的耳穴"矽肺点"与矽肺有相关性，并有较高的特异性。这个科研结果获得了当时学术界的承认。

2. 耳穴染色的提出

电探测这个指标是客观的，学术界也承认。但电探测指示的耳穴，离体后则没有标记，无法进行组织切片、组织化学等研究。我们分析了耳穴产生电阻降低的原因，认为只要找到与耳穴有亲和力的染料，用耳穴染色的方法标记耳穴是有可能成功的。1976 年开始耳穴染色的研究，通过 5 年的反复实验，配制过上百种染色液和染色方法，于 1981 年研究成功一套耳穴的活体染色技术和染色液，为该课题的深入研究提供了指标。该研究成果 1985 年获原卫生部医药卫生科技成果乙等奖。

二、耳穴与脏腑肢体存在内在联系

1. 耳穴染色与脏腑相关性的研究

开展了"家兔实验性急性阑尾炎术后 5 天内的耳穴染色观察"和

"家兔实验性急性阑尾炎术后 10 天的耳穴染色观察"。两次动物实验的结果，一方面证实了耳穴与脏腑存在相关性，并有相对特异性；同时证明了耳穴染色是标记耳穴的可靠指标，并且是可见的客观指标。为进一步研究耳穴诊治疾病原理提供了客观指标和科研思路。

2. 临床验证

上述实验在动物身上验证了耳穴染色是标记耳穴的可见客观指标，证明了耳穴与脏腑存在相关性，并有相对特异性。为证明在人体上是否能得到重复，我们又做了以下临床实验：①胃、十二指肠患者的耳穴染色观察；②耳穴染色诊断冠心病的实验观察；③耳穴染色与电探测对比观察；④针刺耳穴着色点与非着色点治疗慢性气管炎近期疗效观察；⑤妊娠早期耳穴染色结果分析；⑥用耳穴染色进行健康检查 182 例报告；⑦用耳穴染色法普查诊断矽肺的研究等。这些工作验证了耳穴染色是可重复的、科学的。

三、耳穴诊断疾病原理

上述实验研究工作反复验证了耳穴与内脏存在相关性，并有相对特异性，在大的概念上论证了耳穴诊断疾病的原理，为耳穴诊断疾病原理、可以养生保健奠定了基础，但临床上一些具体问题怎么解释呢？如某内脏或组织器官患病后，耳穴会出现电阻降低、隆起、结节等是什么原因？某内脏或组织器官患病后，相应耳穴会出现哪些变化？包括电学、组织学、组织化学、化学元素等，是通过什么渠道把耳穴与内脏联系起来的？若把这些问题再研究解决了，耳穴诊治疾病的原理就基本清楚了。

上述问题经我们检索文献，有的问题前人做过，我们可以引用，我们对前人没有做过的部分进行了研究。

1. 患病脏腑相应耳穴的组织学研究

以前由于没有一个客观标志指示患病部位的相应耳穴，故对耳穴进行组织学、组织化学等研究有困难。因为所研究的组织学变化，很难说准是什么部位的组织。我们用耳穴染色法解决了这个问题。此法可使患病脏腑相应耳穴染成紫色，而周围皮肤和无关耳穴则不着色。上述研究反复验证了耳穴染色与患病脏腑有相关性的内在联系，并有高度特异性。笔者将家兔做阑尾炎、胃溃疡、腹膜炎等疾病模型，用耳穴染色法标记其相应耳穴，取着色部位做冰冻切片，进行组织学观察。结果发现，耳穴着色部位（患病脏腑的相应耳穴）与周围皮肤和无关耳穴在组织学上有三种变化：①角化层变薄，甚至消失。这一结果为耳穴电阻降低提供了组织学依据。当人体某脏腑或肢体患病时，相应的耳穴则出现良导点（低电阻点），为什么？角化层变薄甚至消失这个实验结果可以做出满意解释。人体属第二类导体，只要皮肤某点存在水和电离子，并与人体的体液连通，则形成导体。但正常皮肤有一层角化层，隔断了人体的体液和外界的联系，故形成高阻抗，一般耳郭的皮肤电阻在 1 兆欧姆以上。患病脏腑的相应耳穴角化层变得很薄甚至消失，失去了高阻抗的屏障，故导电性增高，形成良导点；②着色耳穴的生发层和棘层增生变厚。最厚处可较正常皮肤厚 10 倍以上。这一结果为耳穴阳性反应物（如结节、条索状、隆起、丘疹等）提供了实验依据。阳性反应物的产生，是由于相应耳穴的生发层和棘层猛烈增生变厚而周围皮肤不增生变厚造成的；③着色耳穴的皮肤中出现大量淋巴细胞浸润。而淋巴细胞与机体免疫机制有关。由于着色耳穴与周围皮肤的外界环境是一致的，淋巴细胞的出现显然是机体内部反应引起的。既然耳穴与机体免疫有着这样的联系，刺激耳穴即可激活机体的免疫机制。这为耳针可以提高机体免疫，治疗许多与免疫有关的疾病，并取得很好的疗效提供了实验依据。

2. 患病脏腑相应耳穴的组织化学研究

笔者用耳穴染色法标记耳穴，进而对耳穴的组织化学变化进行了研究。用 20 只家兔制造疾病模型，对患病脏腑相应耳穴中磷酸酶的活性研究结果表明，观察数百张组化呈色切片，均未发现有碱性磷酸酶活性存在，而都有酸性磷酸酶活性，尚未发现耳穴染色部位无酸性磷酸酶活性。而对照组家兔耳郭的相似部位，既无碱性磷酸酶，也无酸性磷酸酶活性存在。这一结果提示：①患病脏腑相应耳穴（耳穴着色部位）不仅有组织学改变，也产生了组织化学改变。这为耳穴染色和耳穴诊治疾病的原理提供了组织化学依据；②耳穴染色部位的新陈代谢不同于周围皮肤和无关耳穴；③耳穴染色部位的组织是酸性；④耳穴染色部位的磷酸酯键在水解；⑤耳穴染色部位的细胞内维持着一定的磷酸浓度，经膜吸收和转运处于旺盛状态。

笔者还对患病脏腑相应耳穴中过氧化物酶的活性进行了研究。共切片做组化呈色实验观察 1000 余张，结果表明，凡有耳穴染色的部位（患病脏腑的相应耳穴）都有过氧化物酶的活性存在。对照组的耳郭相似部位无过氧化物酶活性。这一结果再次证明，患病脏腑相应耳穴的新陈代谢和组织化学成分不同于周围皮肤。耳穴染色部位才有过氧化物酶，不是耳穴染色部位没有过氧化物酶，这一结果指出，患病脏腑的相应耳穴产生特异的组织化学改变。这为用耳穴染色诊断疾病提供了组织化学依据，并开拓了思路。前人的研究指出，过氧化物酶参与杀菌、解毒等防御功能有关，在有过氧化氢存在下过氧化物酶能将白喉毒素无毒化，在有卤素离子存在下有促进抗菌和抗病毒作用。着色耳穴中有过氧化物酶活性存在，说明它有杀菌解毒作用。然而着色耳穴与周围皮肤的外界条件和环境一样，不需要单独杀菌解毒，这一作用显然是患病脏腑在杀菌解毒时反映到耳穴上来产生的。反之，若用适当的方法刺激耳穴，耳穴同样会反馈到相应脏腑，提高其杀菌解毒的防御功能，这可能是耳针抗炎的道理。前人的研究还指出，过氧化物酶还可能有抗变态反应的作用，在临床中耳针治疗荨麻疹、哮喘获得理想的效果，这个实验结果为耳针治疗这些疾病找到了理论依据。

3. 患病脏腑相应耳穴中化学元素的研究

赵钦等对患病脏腑相应耳穴中（耳穴染色部位）的化学元素做了测定。动物模型用家兔右侧实验性急性胸膜炎。对照组用两个：第一对照组为生理盐水对照组，即向右侧胸腔内注射生理盐水；第二对照组为空白对照组。实验结果表明，与患病脏腑相应的耳穴染色区锌、铁、钙等元素明显富集，而镁、钾含量减少。在正常生理状态下，锌、铁等微量元素往往被嵌于大分子的中心，以大分子形式存在，处于所谓封闭系统状态。锌、铁的富集，说明耳穴染色部位这些元素封闭体系被破坏，造成这些元素在耳穴染色部位富集。由于锌是生物膜的结构成分，锌的富集，影响膜对钙的通透性，导致钙离子大量游离出来。这一实验结果为耳穴良导点的出现和耳穴的微观变化提供了实验依据。

近代的研究证明，人的衰老与体内自由基浓度增加，加剧了氧自由基反应和脂质过氧化反应，导致血管内皮细胞坏死、通透性增强，从而导致各种功能下降有关。而这些新产生的过量的自由基，不仅导致氧自由基反应的病理性加剧，而且可迅猛攻击和损伤特异性清除自由基的过氧化物歧化酶，使其失活，同时使其合成和再生减少，这就进一步加剧了各种病的恶化或人体的老化，生成恶性循环，造成衰老或死亡。近代实验研究证明，针灸可以调衡这种失衡状态，阻止和扭转这种恶性循环，降低自由基反应和脂质过氧化反应，激活过氧化物歧化酶，使其活性增强，清除自由基。从而针灸可以有效地延缓衰老，祛病延年，养生保健。并且针灸是双向调节，没有不良反应。

以前认为，免疫系统不受神经系统调节，近年的研究证明，免疫系统不仅受神经内分泌系统的控制，而且证明它对神经内分泌系统也有调节作用。他们互相调节、互相制约，从而保持人体的稳态。随着人们越来越注意到免疫系统在人的疾病和抗衰老中的重要作用，对其作用机制也有了较深的认识。2000年我自己做的动物实验也证明了针灸可以提高动物的免疫功能，调衡免疫系统，使机体保持稳态。

内皮素和一氧化氮是近年来发现的内源性收缩和舒张因子，它们共同形成一个平衡系统，参与了人体各种功能的调节。内皮素和一氧化氮是器官（如心脏、肾脏、肺脏等）局部血流调节因子，血管内皮细胞通过释放内皮素收缩血管和促进内皮细胞增殖，同时释放一氧化氮松弛血管平滑肌和抑制内皮细胞的增殖。正常情况下，内皮素和一氧化氮处于动态平衡状态，维持着各个脏器的血管舒缩功能。若这两种血管作用物质平衡受到破坏，导致血管收缩，引起各个脏器小管细胞的损伤，最后导致衰老或死亡。近几年的研究证明，针灸可以调衡内皮素和一氧化氮这一对平衡系统，从而阻止各个脏器的老化或使各个脏器向好的方面发展。

综上所述，对针灸诊治疾病和抗衰老的原理可以得出以下结论：

针灸治疗疾病和抗衰老是通过多条途径、在各个方面、对多个层次进行调衡，调动各方面因素抗御疾病，修复机体，使机体保持稳态，让机体获得尽可能大的负熵，降低机体的高熵；用针灸穴位（包括耳穴等）诊断疾病是患病部位通过多条途径反映到穴位上，使穴位产生组织学、组织化学、化学元素、电学等改变，人们通过这些改变诊断疾病。上述所做的各种实验，已多次证明，耳穴与机体的五脏六腑、四肢百骸确实存在着相关性和内在联系。同时，各种实验又证明，这些联系是多层次的，不是单一的。在肉眼可见的层次上体现着耳穴与患病部位的联系，如：胃部患肿瘤时，耳穴胃区则出现肉眼可见的隆起；在组织细胞层次上也存在着耳穴与患病部位的联系，如：患病脏腑相应耳穴的生发层和棘层的细胞增生变厚；在组织化学层次上也存在着联系，如：患病脏腑相应耳穴出现酸性磷酸酶和过氧化物酶活性增高；在化学元素层次上同样存在着联系，如：患病脏腑相应耳穴中锌、铁、钙离子的明显富集，镁、钾离子的含量减少等。这些研究结果说明，耳穴与脏腑肢体的联系是多层次的，小至化学元素、组化成分，大到肉眼可见和显微镜可见的组织，都存在着联系。所以得出的第一个结论是穴位与脏腑肢体的联系是多层次的复杂的，穴位的调衡作用在多个层次上。

穴位与脏腑肢体的联系是多途径的，不是一条途径或一个系统，是通过多条途径使穴位与脏腑肢体在多个层次上联系起来。神经系统是一个重要途径，这方面的研究论文已有数百篇，对中枢各神经核团的作用都已基本研究清楚，不会有人怀疑这条联系途径。经络是一条不同于神经的联系途径，现代的研究，如循经感传和"气至病所"，以及近几年同位素示踪的研究均证明经络的客观存在，并证明经络不是神经，也不是血管。经络联系着穴位与全身，《黄帝内经》中已有记载，现代又发表了上千篇有关经络的研究论文，因此，学术界现已公认经络是一条联系途径。朱元根的家兔交叉循环实验，又证明了体液也是一条联系途径，两动物以橡皮管接通颈动脉和颈静脉，使血液产生交叉循环后，神经和经络都不起作用了，只有体液联系着两个动物，刺激甲动物，乙动物的耳穴则产生相应的反应。这些实验证明了一个客观事实，即穴位与身体各部的联系途径不是单一的，不是一个单独的"系统"或"组织"，而是多途径的。许多途径共同把耳穴与机体联系在一起，像一个"纲""目"分明、错综复杂的网一样，把穴位与机体各部网络在一起，并且在各个层次上网络在一起。

由于穴位与机体各部位的联系是多层次的，多途径的，故它只可能是一个综合的功能体系，而不可能用一种什么特有的"物质"或一个什么特殊的"系统"来认识它、理解它和解释它。在研究穴位诊治疾病和抗衰老的原理时，可以用"单因子"实验，一个一个地进行研究，其实也只能这样研究。像穴位诊治疾病和抗衰老原理这样一个多层次、多途径的综合功能体系，要想用"多因子"设计进行实验，是不可能的，所以，前人的大量实验研究是正确的，从设计到结果是科学的。只有在这样大量的实验基础上，才可能逐渐认识到穴位诊治疾病和抗衰老的实质，才可能由各个"片面"逐步汇成一个"全面"，才可能认识到穴位诊治疾病和抗衰老的原理是一个多层次、多途径的综合功能体系，不是一个特殊的物质或特殊的系统。

第二节　针灸养生保健方法

针刺养生保健一般需要在医生的帮助下进行，民间流行的针灸养生保健方法，主要是用艾灸方法，因此，针刺养生保健方法从略，主要介绍艾灸养生保健。

用艾灸养生保健、祛病延年，在我国有悠久的历史。唐代孙思邈著的《千金方》云："凡人吴蜀地游宦，体上常须三两处灸之，切令疮暂瘥，则瘴疠温疟毒不能着入，故吴蜀多行灸法。故云：若要安，三里常不干。有风者，尤宜留意"。意思是，人们到江浙、云贵川去，常常需要在身体的两三处施灸，并且不要让灸疮痊愈（意思是经常灸，不等灸起来的疱好，又灸起一个疱来），这样，瘴疠温疟之毒气就不能侵入人体，不会患病。所以，江浙、云贵川一带使用灸法很普遍。社会上流传说，身体若要平安不病，足三里穴就不要让它的灸疮干。若有"风症"的人，尤其要留意。

若施灸不是为了治病，而是为了保健，称为保健灸法。保健灸是中国针灸学的组成部分之一，它不仅用于强身保健，亦可用于久病体虚之人的康复，是我国独特的养生方法之一。

一、保健灸的作用

1. 温通经脉，行气活血

《灵枢》说："经脉者，所以行气血，营阴阳，濡筋骨，利关节者也。"气血运行循经脉流行，方可营运周身，濡养机体，而灸法其性温热，可温通经络，促进血液运行。恰如《素问》说："脉中之血，凝而留止，弗之火调，弗能取之。"气血运行具有遇温则散，遇寒则凝的特点，艾灸则以温热通经脉而行血气。

2. 培补元气，预防疾病

灸法有强壮元阳、防治疾病的作用。《扁鹊心书》曰："夫人之真气，乃一身之主宰，真气壮则人强，真气虚则人病，真气脱则人死，保命之法，艾灸第一。"艾为辛温阳热之药，以火助之，两阳相得，可补阳壮阳，真气充足，则人体健壮。"正气存内，邪不可干"，故知艾灸可培补元气，预防疾病。

3. 健脾益胃，培补后天

灸法对脾胃有着明显的强壮作用，《针灸资生经》中云："心腹膨胀，面色萎黄，世谓之脾肾病者，宜灸中脘。"（中脘穴在脐上四寸。）在中脘施灸，可以温运脾阳，补中益气。常灸足三里，不但能使消化系统功能旺盛，增加人体对营养物质的吸收，濡养全身，还可防病治病、抗衰老和延年益寿。

4. 升举阳气，密固肤表

《素问·经脉篇》云"陷下则灸之"。气虚而下陷，则皮毛不任风寒，清阳不得上举，因而卫阳不固，腠理疏松，常施灸法，可以升举阳气，密固肌表，抵御外邪，调和营卫，起到健身防病治病的作用。

二、施灸的注意事项

1. 施灸顺序

《千金要方》曰：凡灸当先阳后阴，先上后下。临床上一般是先灸上部，后灸下部，先灸阳部，后灸阴部，壮数是先少而后多，艾炷是先小而后大。但在特殊情况下，则可酌情而施。如脱肛时，即可先灸长强以收肛，后灸百会以举陷。不宜胶柱鼓瑟。

2. 施灸的补泻方法

对艾灸的补泻，《灵枢·背腧》载："以火补者，毋吹其火，须自灭也。以火泻者，疾吹其火，传其艾，须其火灭也"。这是古人对施灸补泻的具体操作方法。在临床上可根据患者的具体情况，结合腧穴性能，酌情运用。

3. 施灸的禁忌

（1）实热证、阴虚发热者，一般均不适宜灸疗。

（2）对颜面、五官和有大血管的部位，不宜采用瘢痕灸。

（3）孕妇的腹部和腰骶部也不宜施灸。

（4）施灸应注意安全，防止燃烧的艾绒或燃灰脱落、烧损皮肤或衣物。

4. 灸后的处理

施灸后，局部皮肤出现微红灼热的属正常现象，无须处理，很快即可自行消失。若出现水泡，小者可自行吸收；大者可用消毒毫针刺破，放出水液，再涂以獾油、甲紫或碘伏，并以单层消毒纱布包敷。瘢痕灸后，可在局部盖以消毒敷料，以防止摩擦，预防感染，保护痂皮。若并发感染，灸疤有黄绿色脓液或有渗血现象，可用消炎药膏或玉红膏涂敷，或用艾条温和灸，将渗出物灸干为度，温和灸一两次即可痊愈。

三、保健灸的方法

（一）艾炷灸

是将纯净的艾绒放在平板上，用手搓捏成圆锥形的艾炷（若用艾炷模做艾炷更好）（图 5 - 1）。常用的艾炷大小，或如麦粒，或如苍耳子，或如莲子，或如半截橄榄等大小不一（图 5 - 2）。《扁鹊心书》载："凡灸大人，艾炷须如莲子，底阔三分；若灸四肢及小儿，艾炷如苍耳子大；

灸头面艾炷如麦粒大。"灸时每燃完一个艾炷，叫作一壮。艾炷灸又分直接灸与间接灸两类。

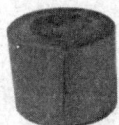 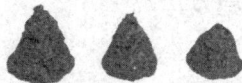

图5-1　艾炷模　　　　　　　　图5-2　艾炷

1. 直接灸

是将大小适宜的艾炷，直接放在皮肤上施灸。若施灸时需将皮肤烧伤化脓，愈后留有瘢痕者，称为瘢痕灸。若不使皮肤烧伤化脓，不留瘢痕者，称为无瘢痕灸。

（1）瘢痕灸　又名化脓灸。施灸时先将所灸腧穴部位，涂以少量的大蒜汁，以增加黏附和刺激作用，然后将大小适宜的艾炷置于腧穴上，用火点燃艾炷施灸。每壮艾炷必须燃尽，除去灰烬后，方可继续易炷再灸，待规定壮数灸完为止。施灸时由于艾火烧灼皮肤，因此可产生剧痛，此时可用手在施灸腧穴周围轻轻拍打，借以缓解疼痛。在正常情况下，灸后一周左右，施灸部位化脓形成灸疮，5~6周左右，灸疮自行痊愈，结痂脱落后而留下瘢痕。此法多用于治疗，一般不用于保健。

（2）无瘢痕灸　施灸时先在所灸腧穴部位涂以少量的凡士林，以使艾炷便于黏附，然后将大小适宜的（约如苍耳子大或麦粒大小）艾炷，置于腧穴上点燃施灸，当艾炷燃剩五分之二或四分之一而患者感到微有灼痛时，即可易炷再灸。若用麦粒大的艾炷施灸，当感有灼痛时，可用镊子柄将艾炷熄灭，然后继续易炷再灸，待将规定壮数灸完为止。一般应灸至局部皮肤红晕而不起泡为度。因其皮肤无灼伤，故灸后不化脓，不留瘢痕。一般虚寒性疾患，均可采用这种保健灸法。

2. 间接灸

是用药物将艾炷与施灸腧穴部位的皮肤隔开进行施灸的方法。所用间隔药物很多，如以生姜间隔者，称隔姜灸；用食盐间隔者，称隔盐灸。常用的有如下几种。

（1）隔姜灸　将鲜姜切成直径大约 2～3 厘米、厚约 0.2～0.3 厘米的薄片，中间以针刺数孔，然后将姜片置于应灸的腧穴部位或患处，再将艾炷放在姜片上点燃施灸。当艾炷燃尽，再易炷施灸。灸完所规定的壮数，以使皮肤红润而不起泡为度。是一种常用的保健灸。

（2）隔蒜灸　将鲜大蒜头切成厚约 0.2～0.3 厘米的薄片，中间以针刺数孔（捣蒜如泥涂在一小块纱布上亦可），置于应灸腧穴或患处，然后将艾炷放在蒜片上，点燃施灸。待艾炷燃尽，易炷再灸，直至灸完规定的壮数。此法多用于治疗瘰疬、肺痨及初起的肿疡等症。也用于易生疮疡者的保健灸。

（3）隔盐灸　用纯净的食盐填敷于脐部，或于盐上再置一薄姜片，上置艾炷施灸。多用于治疗伤寒阴证或吐泻并作、中风脱证等。有回阳、救逆、固脱之力，但须连续施灸，不拘壮数，以期脉起、肢温、证候改善。用于保健灸多用于经常全身有风湿痛的人。

（4）隔附子饼灸　将附子研成粉末，用酒调和后放在小块纱布上，做成直径约 3 厘米、厚约 0.8 厘米的附子饼，中间以针刺数孔，放在应灸腧穴或患处，上面再放艾炷施灸，直到灸完所规定壮数为止。多用于命门火衰而致的阳痿、早泄或疮疡久溃不敛等症的保健灸。

3. 艾卷灸

包括艾条灸、太乙针灸和雷火针灸。

（1）艾条灸　是取纯净细软的艾绒 24 克，平铺在 26 厘米长、20 厘米宽的细草纸上，将其卷成直径约 1.5 厘米的圆柱形的艾卷，要求卷紧，外裹以质地柔软疏松而又坚韧的桑皮纸，用胶水或糨糊封口而成。也有在每条艾绒中掺入肉桂、干姜、丁香、独活、细辛、白芷、雄黄、苍术、没药、乳香、川椒各等份的细末 6 克，则成为药条。施灸的方法分温和灸和雀啄灸。这些艾条可以在针灸器材用品厂及其门市部购买，在医院的针灸科也可以买到。

1）温和灸　施灸时将艾条的一端点燃，对准应灸的腧穴部位或患处，约距皮肤 2～3 厘米左右，进行熏烤，使患者局部有温热感而无灼痛为宜，一般每处灸 5～30 分钟，至皮肤红晕为度。

2）雀啄灸　施灸时，将艾条点燃的一端与施灸部位的皮肤并不固定在一定距离，而是像鸟雀啄食一样，一上一下活动地施灸。另外也可均匀地上、下或向左右方向移动或反复地旋转施灸。

（2）太乙针灸　是用纯净细软的艾绒150克平铺在40厘米见方的桑皮纸上，将人参125克、穿山甲250克、山羊血90克、千年健500克、钻地风300克、肉桂500克、小茴香500克、苍术500克、甘草1000克、防风2000克、麝香少许，共为细末，取药末24克掺入艾绒内，紧卷成爆竹状，外用鸡蛋清封固，阴干后备用。

施灸时，将太乙针的一端烧着，用布七层包裹其烧着的一端，立即紧按于应灸的腧穴或患处，进行灸熨，针冷则再燃再熨。如此反复灸熨7~10次为度。此法治疗风寒湿痹、顽麻、痿弱无力、半身不遂等均有效。

（3）雷火针灸　其制作方法与太乙针相同，惟药物处方有异。方用纯净细软的艾绒125克，沉香、木香、乳香、羌活、干姜、穿山甲各9克，共为细末，麝香少许。

施灸方法与太乙针相同，其适应证《针灸大成》有载："治闪挫诸骨间痛，及寒湿气痛而畏刺者"。临床上除治上症外，大体与太乙针主治相同。

4. 温针灸

温针灸是针刺与艾灸结合应用的一种方法，适用于既需要留针而又适宜用艾灸的病症，操作方法是将针刺入腧穴，得气后并给予适当补泻手法，而留针时将纯净细软的艾绒捏在针尾上，或用艾条一段（长约2厘米）插在针柄上，点燃施灸。待艾绒或艾条烧完后除去灰烬，将针取出。此法是一种简而易行的针灸并用方法。

5. 温灸器灸

温灸器又名灸疗器，是用金属特制的一种圆筒灸具，其筒底有尖有平，筒内套有小筒，小筒四周有孔。施灸时，将艾绒（或加掺药物）装入温灸器的小筒，点燃后，将温灸器之盖扣好，即可置于腧穴或应灸部位，进行熨灸，直到所灸部位的皮肤红润为度。有调和气血、温中散寒的作用。一般需要灸治者均可采用。对小儿、妇女及畏惧灸治者最为适宜。

四、保健灸的常用穴位

1. "四大补穴"

即足三里、三阴交、关元、膏肓。

（1）足三里　外膝眼下 3 寸，胫骨前嵴外一横指处。能调节五脏六腑，对后天之本——脾胃的调整作用尤其显著，可以健脾开胃。实验表明，该穴位能增强人体的免疫功能，增强抵抗力。所以，唐代就有"若要安，三里常不干"的记载。

（2）三阴交　内踝高点上 3 寸，胫骨内侧面后缘。能滋阴潜阳，调整阴阳平衡。是调整生殖系统的主穴，也是调整女性经带的要穴。

（3）关元　脐下 3 寸，即脐至耻骨联合的下 3/5。能大补元气，壮阳暖下。对泌尿生殖系统、虚痨羸瘦等有很好的调整作用。

（4）膏肓　第四胸椎棘突下，旁开 3 寸。补气，主要补肺气。对肺气不足，无力推动气血运行而致健忘、消化吸收不良、动则喘等症均有较好的治疗和保健作用。

2. "上肢三大穴"

即肩髃、曲池、合谷。

（1）肩髃　肩峰端下缘，当肩峰与肱骨大结节之间，三角肌上部中央。肩平举时，肩部出现两个凹窝，前方的凹陷中。用于肩臂挛痛不遂、隐疹、瘰疬等病症的治疗和保健。

（2）曲池　曲肘，成直角，肘横纹外端与肱骨外上髁连线的中点。用于上肢不遂、高血压、腹痛泄泻等病症的治疗和保健。

（3）合谷　手背，第一、二掌骨之间，约平第二掌骨中点、略近第二掌骨处。用于上肢不遂、头痛、目赤肿痛、鼻衄、齿痛、牙关紧闭、口眼歪斜、耳聋、痄腮、咽喉肿痛、热病无汗、多汗、腹痛、便秘、经闭等病症的治疗和保健。

3. "下肢三大穴"

即环跳、阳陵泉、悬钟（或昆仑）。

（1）环跳　股骨大转子高点与骶管裂孔连线的外 1/3 与内 2/3 交界

处。用于下肢痿痹、腰痛、带下等病症的治疗和保健。

（2）阳陵泉　腓骨小头前下方凹陷中。用于下肢痿痹、胁痛、口苦、呕吐、脚气、黄疸、小儿惊风等病症的治疗和保健。

（3）悬钟（绝骨）　外踝高点上3寸，腓骨前缘。用于下肢痿痹、项强、胸胁胀痛、咽喉肿痛、脚气、痔疾等病症的治疗和保健。

（4）昆仑　外踝高点与跟腱之间凹陷中。用于腰骶疼痛、脚跟肿痛、下肢痿痹、头痛、项强、目眩、鼻衄、癫痫、难产等病症的治疗和保健。

4. 其他常用穴

（1）中脘　脐上4寸。对胃痛、吞酸、呕吐、腹胀、泄泻、癫狂等均有较好的治疗和保健作用。

（2）天枢　脐旁2寸，左右共2穴。用于腹胀肠鸣、绕脐痛、泄泻、痢疾、月经不调等的治疗和保健。

（3）神门　腕横纹尺侧端，尺侧腕屈肌腱的桡侧凹陷中。用于失眠、健忘、惊悸、心烦、心或胸胁痛的治疗和保健。

（4）肾俞　第二腰椎棘突下，旁开1.5寸。用于腰痛腰酸、遗尿、遗精、阳痿、月经不调、白带、水肿等的治疗和保健。

（5）大肠俞　第四腰椎棘突下，旁开1.5寸。用于腰痛、腹胀、泄泻、便秘等病症的治疗和保健。

（6）百会　耳尖直上，头顶正中。用于头痛、眩晕、中风不语、癫狂、脱肛、子宫脱垂、失眠等病症的治疗和保健。

（7）大椎　第七颈椎棘突下。用于头痛、项强、热病、疟疾、咳嗽、气喘、骨蒸盗汗、癫痫、风疹等病症的治疗和保健。

（8）命门　第二腰椎棘突下。用于阳痿、遗精、带下、月经不调、泄泻、腰脊强痛等病症的治疗和保健。

第六章
神奇按摩操养生又养颜

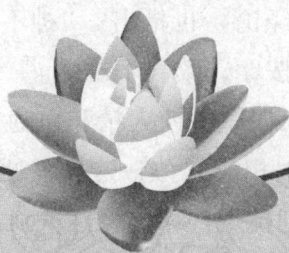

按摩，在我国已有悠久的历史，是我们祖先在长期生活实践中创造出来的一种有效的摄生保健方法。按摩与导引，现代称为推拿与气功，二者密切配合应用于临床实践，具有祛病延年之功效。

通常将运用手和手指的技巧，在自身或他人皮肤、肌肉组织上连续动作，用来治病的方法称为"按摩疗法"，又称"推拿疗法"。它无须药物与器械，经济、简便、平稳、可靠。尤其是对于某些老年性慢性疾患，或久病而不惯服药者，或因故引起筋骨、关节、肌肉等外伤，用按摩疗法均很相宜。按摩疗法既可单独应用，亦可与其他疗法并用，对开展老年保健和康复，效果尤佳。

一、必知的按摩常识

（一）按摩的作用

按摩主要是通过对身体局部刺激，促进整体新陈代谢，从而调整人体各部分功能的协调统一，达到防病、治病健身之效果。

1. 疏通经络、行气活血

《素问·血气形志篇》说："病有悸恐，经络不通，病生于不仁，治之以按摩。"《素问·调经论》也指出："神不足者，视其虚络，按而致之。"吴鹤皋注云："以按摩，致气于虚络。"说明按摩有疏通经络之作用。《精景按摩经》认为按摩能使人精和血通。由于按摩大多是循经取穴后，再予以按摩，刺激相应穴位，这样，便可使气血循经络而运行，防止气血滞留，因之达到疏通经络、畅达气血之目的。从现代医学角度来看，按摩主要是通过刺激末梢神经，促进血液淋巴循环和组织间的代谢过程，以协调各器官、组织的功能，使机体的新陈代谢水平有所提高。

2. 调和营卫、平衡阴阳

经络是人体气血运行的通道，内连脏腑，外连四肢、皮肤九窍，分布于全身，营卫气血周流，则可贯通表里内外，脏腑肌腠，使全身调和，机体皆得其养，则内外调和，阴平阳秘。明代养生家罗洪在《万寿仙书》中说："按摩法能疏通毛窍，能运旋荣卫。"指出按摩法有疏通气血、调和营卫的功用。通过按摩，可以调整人体气血阴阳，从而达到内外调和、阴平阳秘，使人健康长寿。

3. 活血散瘀，强壮筋骨

按摩对瘀血积聚成结、久而不散、疼痛不消、功能失调的陈旧性损伤，可使瘀血消散，损伤组织得到修复。古代医学文献载有推拿八法，推拿即按摩，对软组织破裂、滑脱、关节的"错缝"、错位具有顺理、整复、归位的作用。按摩后局部血脉畅通，组织营养改善，肌肉、骨骼功能恢复正常，即起到强壮筋骨的作用。

4. 镇痛、移痛、消痛、止痛

按摩治疗损伤性疾患，在痛处按摩减缓疼痛，谓之"镇痛法"，伤处剧痛，在其邻近不痛处选一穴位，用强手法按摩，使之"得气"，患处疼痛减缓，谓之"移痛法"；经一段时期强手法治疗，陈旧性损伤之局部疼痛逐渐减缓，谓之"消痛法"；按摩使局部疼痛减轻，谓之"止痛法"。这种以按摩去痛的方法，可起到消除病变局部之痛苦和镇定心情的良好作用。

（二）按摩的种类与手法

按摩疗法，有主动按摩与被动按摩之分。自我操作，即自己对自身进行按摩的保健方法，称为主动按摩，亦称自我按摩，主要用于预防保健方面。他人操作，即医师、按摩师对患者进行按摩的治疗方法，称为被动按摩，主要用于医治疾病。

按摩的手法复杂而多变，因流派不同，操作各异。总的说来，乃有其共同之处。手法大抵可分为按、摩、推、拿、揉、捏、颤、扣、运、搓、摇、捻、刮、拍、叠、点、压、拽、弹、分、合等多种，其中以前八种手法最为常用。适宜老年人常用的几种基本手法如下。

1. 按法

用指头或手掌来按肌肤的方法。

（1）拇指按，用拇指按手或足等狭小处。

（2）四指按，除拇指外，用四个指头按颈或肋间部位。

（3）二指按，用拇指与另一指夹肌肉，应用于指或细柔肌肉处。

（4）手掌按，把手掌全部紧密接触到胸、腹、大腿等大面积部位。

2. 推法

用手向外、向上或向前推挤肌肉的方法。

（1）平推，用一手或两手紧贴皮肤向前推。适用于胸、腹、腰部和四肢。

（2）刨推，用掌根向下或向前一进一退地推。适用于胸部和腿部。

（3）侧推，用大拇指或其他四指向侧面推。适用于头、颈部。

3. 点法

根据不同的施治部位，用一指或两指向应点部位的上、下、左、右或周围点压的方法。适用于周身各部。

4. 压法

用手压患处的方法。

（1）指压，根据不同部位，用中指或其他指的正面压之。适用于头面各个部位。

（2）掌压，有单掌与双掌压两种方法。适用于躯干各个部位。

（三）适宜老年人的按摩

老年人按摩宜采取自我按摩法，又称保健按摩。自我按摩通常为局部按摩与全身按摩两种，老年保健多采取全身按摩。

全身自我按摩，简便易行，安全可靠。若能与气功锻炼结合起来，应用运气加强按摩的力量，则效果更佳。自我按摩，既可个人练习，又可集体锻炼。时间、场所均可自由选择，男女不限，日久即见效果。

笔者习练"保健按摩"40 余年，效果很好。内容包括"床上八段锦"和"地上六段功"，现在介绍如下。

二、床上八段锦

锦是用不同颜色的丝织成的丝织品。古人把他们创造的保健动作比作美观悦目、五颜六色的锦；又因保健动作有八段，所以称之为八段锦，合有动作简炼而效用显著之意。

八段锦历史悠久，分为站式八段锦和坐式八段锦。这套八段锦属于坐式，其特点是以按摩动作为主。

（一）姿势

床上八段锦可以坐在床上做，也可以坐在椅子上做，也可以睡前和起床前先躺着练，练到需要坐着练时，再坐起来练，也可以先坐着练，练到可以睡下来练时，再躺下练。这可以因时因地制宜。但无论是坐着或卧着按摩，最好裸体进行；穿着衣服按摩，效果比较差。现在有空调，在房内裸体按摩，已经不成问题。

如果平时坚持锻炼，由春夏坚持练到秋冬，而且身体健康情况良好，则在寒冷时仍应坚持裸体坐着练。这样做，不仅能收到按摩之效，而且还能起到一定的空气浴作用。如果平时缺乏锻炼或身体健康情况不好，不能适应寒冷的刺激，则可以卧在被窝内练，或需要坐着练时（如搓脚心、浴腿等），可以穿着上衣练，然后再躺下来练。坐或卧要根据个人健康情况而定，不要勉强，以免造成感冒等病，对身体反而不利。

（二）意念

在坐好或仰卧好以后，即排除杂念，耳不旁听，目不远视，心静神凝，意守丹田。

（三）呼吸

姿势和意念调整好了之后，即可进行几次深长呼吸。呼吸用自然的腹式呼吸进行。

腹式呼吸主要有两种：一种是吸气时腹部凹下，同时胸部外鼓，叫作逆式腹呼吸；另一种是吸气时腹部凸出，同时胸部内缩，呼气时则腹部内收，这叫作自然的腹式呼吸。这两种腹式呼吸都可用，但开始时最好用自然的腹式呼吸，因为逆式腹呼吸比较激烈。身体好的人愿意两种呼吸混合用（每次练功时先用逆式腹呼吸，后用自然腹式呼吸，或这次用自然腹式呼吸，下次用逆式腹呼吸）。

呼吸时用鼻吸气，同时舌舐上颚（似念"而"字音时口型）；用口呼气，同时舌放下。如此呼吸八九次（一呼一吸为一次，以下同此）。

呼吸时，要逐渐做到悠缓细匀，绵静细长，以舒适自然、轻松愉快为度。

初练此功时，可以先呼吸三至五次，然后量力逐渐增加次数。如愿多练，还可以每天增加三次，逐渐增加到每次练功呼吸八十一次。但在增加次数时，必须根据个人身体健康情况，循序渐进，特别是体弱和多病的人，更应慎重。

呼吸时，要求室内空气新鲜。如果室内空气不新鲜，则可以暂不做深呼吸，而直接做八段锦动作。

深长呼吸做完以后，做床上八段锦或床下六段功时，呼吸始终要保持自然，不必用意指挥。

（四）动作

深呼吸做完之后，接着即可做床上八段锦。为了便于说明，分成八段，但在实际做时可把这八段功夫混合起来，从头到脚做下来，只要动作和要领正确即可，顺序不拘。各段功之间有些间隙（譬如穿衣下地等），也是可以的。作者经常做功的顺序是：深呼吸、浴手、浴臂、浴头、浴眼、浴鼻、叩齿、浴齿、鼓漱、鸣天鼓、旋眼睛、浴胸、揉腹、搓腰眼、兜肾囊、浴腿、浴膝、搓脚心；床下六段功。这个顺序是按从头到脚的次序编排的。这样做久了，不加思索，不自觉地就会按着顺序做下来。

按摩动作用力轻重，因人而异，以按摩后舒适为宜。

1. 干沐浴

这段功为便于掌握又分为八小段。这段功有疏通经络、活血化瘀的功效，能灵活四肢关节，促进肠胃蠕动。做完这段功之后，全身会感觉舒适，精神爽快，能收到立竿见影之效。

（1）浴手　两手合掌搓热，左手紧握住右手背用力摩擦一下，接着右手紧握住左手背摩擦一下，如是相互共摩擦 9 次（一左一右为一次，以下同此）。（图 6-1）

根据中医经络学说，手三阳经是从手走向头，

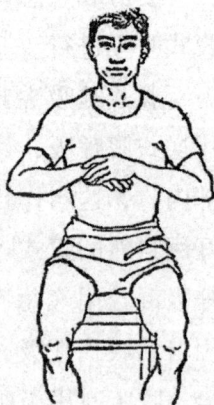

图 6-1

手三阴经是从胸走向手。手是手三阳经和手三阴经的起止点，所以干沐浴先从手做起。摩擦手，能使手上气血调和，十指灵敏，有助于经络畅通，便于以后做功。

（2）浴臂　右手掌紧按左手背面，然后用力沿臂外侧向上擦到肩膀；再翻过肩膀，由臂内侧向下擦到左手掌。如此往复共按摩36次（图6－2、图6－3），然后换用左手如上法按摩右臂36次（一往一复是一次，以下同此）。

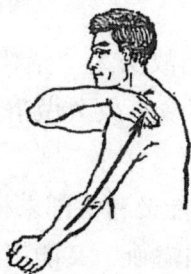

图6－2

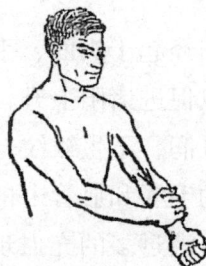

图6－3

臂部有肩关节、肘关节和腕关节三个重要关节，又是手三阴经（手少阴心经、手太阴肺经、手厥阴心包经）、手三阳经（手少阳三焦经、手太阳小肠经、手阳明大肠经）的经络要道，故按摩臂部疏通了手三阴经和手三阳经，使气血畅通，调衡了心、肺、大肠、小肠的功能。浴臂还促使关节灵活，防止膀臂酸痛。

（3）浴头　两手掌心按住前额，稍用力向下擦到下颌，再翻向头后两耳上，轻轻擦过头顶，还到前额，这是一次；共擦九次。（图6－4、图6－5）

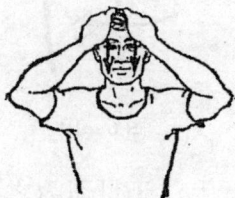

图6－4

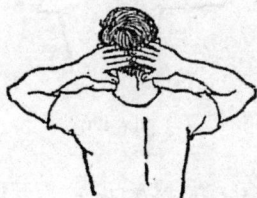

图6－5

接着用十指指肚或指甲均匀地轻揉整个头部的发根九次。然后用两拇指由太阳穴附近向头上部捋；捋至头顶后，即五指靠拢向下捋，捋到项部，算做一次。这样捋九次，有助于降低血压。如血压过高，可加功捋至 18 次、27 次（每加 9 次，即 9 阳数）。（图 6-6、图 6-7、图 6-8）

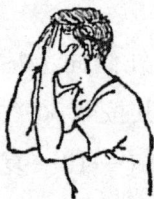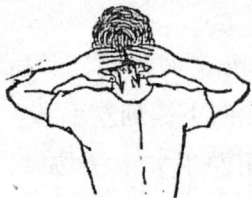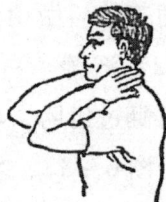

图 6-6　　　　　　　　图 6-7　　　　　　　　图 6-8

足三阳经起于头面、手三阳经止于头面，故头为"诸阳之会"。浴头功，可以促进诸阳上升，百脉调和，气血不衰，故久做浴头功的人至老面色仍红润，不生皱纹。

毛发的毛囊和血管末梢相连接，轻轻揉发能改善头部末梢血液循环，既能疏散血液过多的充血现象，有助于防止脑溢血，又能引血上行，克服脑缺血等症。又由于揉发能直接活跃其生理功能，所以常揉发还有可能使发落重生。

（4）浴眼　两手轻握拳，两拇指弯曲，用拇指背分擦两上眼皮各 18 次（图 6-9）；然后用两手拇指分按两侧太阳穴旋转揉动 9 次，再向相反方向揉动 9 次；最后，用右手拇指和食指捏住两眉头中间部位，揪 9 次，与此同时，用左手从后头发际向下捋到项部 9 次；换手同上动作 9 次。（图 6-9、图 6-10）

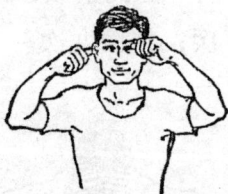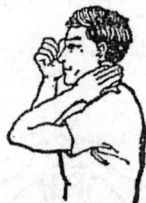

图 6-9　　　　　　　　　　图 6-10

《灵枢·大惑》说："五脏六腑之精气皆上注于目而为之精。"明确指出了眼与脏腑在生理上有着密切的关系。《灵枢·大惑》还说："精之窠为眼，骨之精为瞳子，筋之精为黑眼，血之精为络，其窠气之精为白眼，肌肉之精为约束，裹撷筋骨血气之精，而与脉并为系，上属于脑，后出于项中。"指出了眼的各部分与脏腑气血的关系。所以浴眼可调衡脏腑气血的平衡，不仅使眼部气血畅通，保持丰满，预防近视和远视，对脏腑气血也有一定的保健作用。

太阳穴主治眼病、牙病、头痛等病，附近毛细血管丰富，所以揉动此处，可以通经活络，抵抗风寒侵袭；揉后使人感到特别舒适，有助于治疗头痛、眼病、牙病。

揪两眼中间部位，即印堂穴，主治前额痛、鼻病、眼病、感冒发烧、高低血压、失眠，不仅可防治眼病、鼻病，按摩后可使人清醒松快。

（5）浴鼻 两手拇指微屈，其他四指轻握拳，用拇指内侧掌外侧的"大鱼际"沿鼻梁骨两侧上下往复用力各擦18次（上擦到眼下部，下擦到鼻孔侧）；冬天或天气骤冷时可增至36次。擦鼻时，两手可以一同向上或向下擦，也可以一手向下，另一手向上交叉起来擦。一上一下，为一次。（图6-11）

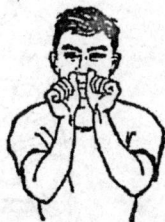

图 6-11

《灵枢·五色》说："明堂（鼻）骨高以起，平以直。五脏次于中央，六腑挟其两侧。"说明五脏六腑都与鼻有密切联系。擦鼻两侧，不仅可以调衡五脏六腑，而且可使鼻腔血液畅通，温度保持正常，从而可使吸进的空气变温，使肺脏减轻受冷空气的刺激，自然有助于免除咳嗽，防止感冒。

（6）浴胸 先用右手掌按在右乳部上方，手指向下，用力推到左大腿根处；然后再用左手从左乳部上方同样用力推到右大腿根处。如此左右手交叉进行，各推36次（图6-12、图6-13）。也可以左手从右胸向左侧大腿捋，右手从左胸向右大腿捋。

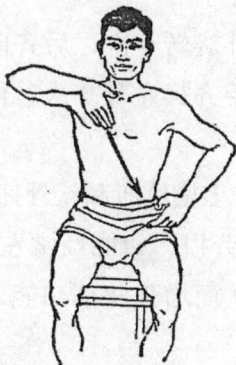

图 6-12

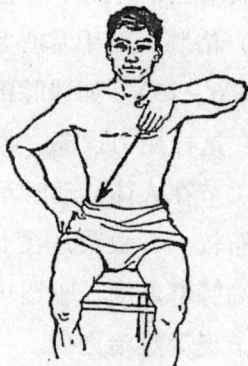

图 6-13

（7）浴腿　坐在床上或椅子上，两手先紧抱左腿大腿根；用力向下擦到足踝，然后擦回大腿根。如此上下来回擦36次（一上一下为一次）。擦右腿法同擦左腿，也擦36次（图6－14）。坐在椅子上这种擦法如感觉不便，也可大腿小腿分开来擦。坐在床上，大小腿可以同时按摩。

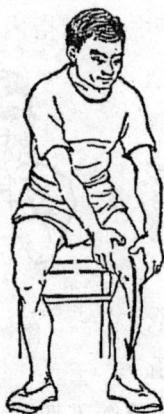
图6－14

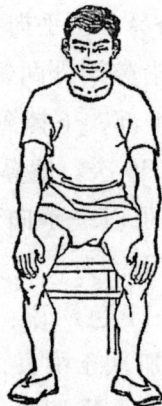
图6－15

　　腿的外侧是足三阳经（足少阳胆经、足太阳膀胱经、足阳明胃经），腿的内侧是足三阴经（足少阴肾经、足太阴脾经、足厥阴肝经）的行径路线，按摩可以调衡肝、胆、脾、胃、肾、膀胱各脏器的和谐平衡。腿是负担上体的骨干，有髋、膝、踝三个关节。因此，浴腿功可使关节灵活，腿肌增强，有助于防止腿疾，增强步行能力。

　　（8）浴膝　两手掌心紧按两膝，先齐向外旋转9次，后齐向内旋转9次（图6－15）。如遇膝部不舒适，可用两手齐揉左膝9次，再齐揉右膝9次。这样用力揉擦，收效也大。

　　膝关节在人体活动时承受重量最大，而且多横纹肌和软骨韧带组织，血管分布较少，故最恶湿怕寒，也容易发生劳损。如能经常左右揉擦，则可增高膝部温度，驱逐风寒，灵活筋骨，从而增强膝部功能，有助于防止关节炎等难治之症。

2. 鸣天鼓

两手掌心紧按两耳孔，两手中间三指轻击后头枕骨（小脑部）9 次。然后，手指紧按后头枕骨部不动，掌心掩按耳孔后，再骤然抬离，这样连接开闭放响 3 次。（图 6－16、图 6－17）

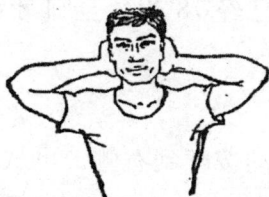

图 6－16

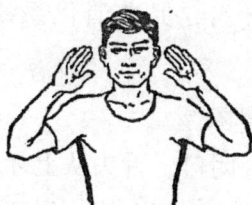

图 6－17

最后，两中指或食指插入耳孔内转动三次，再骤然拨开，这算作一次；这样共进行 3 次。（图 6－18，图 6－19）

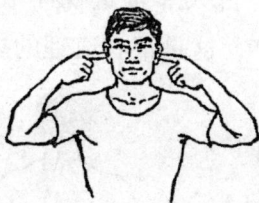

图 6－18

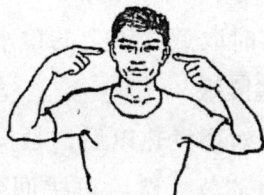

图 6－19

后头枕骨内是十二经络的诸阳经聚会之所，又是小脑所在部位，故轻击可清醒头脑，增强记忆，特别是在早起或疲劳之后，效果更为明显。

两耳内有前庭等神经装置直通大脑，故通过开闭使两耳鼓膜震荡，可以加强听觉，预防耳疾。

3. 旋眼睛

端坐凝神，头正腰直，两眼向左旋转 9 次，然后向前注视片刻；再向右旋转 9 次，前视片刻。

此功看来非常简单，左右旋转不过几次，效用似乎不会大。但作者的经验证明，只要朝夕认真做两遍，久久习练，会收到意想不到的良好效果。前面已经讲过，眼与脏腑在生理上有着密切的关系，旋转眼睛不仅可以锻炼眼部的肌肉、对视力好，也可以调整脏腑。

4. 叩齿

先心静神凝，口轻闭，然后上下牙齿互相轻轻叩击 36 次。

齿为骨之余，牙齿不仅是骨的末梢，同筋骨有直接关系，而且同胃肠、脾、肾、肝等内脏活动也有密切联系。因此，经常行此功，可以坚固牙齿，促进消化系统的功能。笔者已经 78 岁，全口牙齿完好无损。

5. 鼓漱

轻轻闭口，舌头从上牙与腮的左侧、滑动按摩到右侧，再从下牙的右侧滑动按摩到左侧，绕牙齿一圈为 1 次，做 9 次。用两腮和舌做漱口动作，嗽 9 次。漱口时，口内多生津液（唾液）。等津液满口时，再分三口慢慢下咽。初练时可能津液不多，久练自增。

此功主要是为了使口内多生津液，以助消化。生理学研究早已证明，唾液有解毒、平衡免疫和帮助消化的功能。古人非常重视津液的作用，因此造字时取意"舌上的口水"为"活"字，这是很有道理的。

6. 搓腰眼

两手对搓发热以后，紧按腰眼，用力向下搓到尾闾部分，然后再搓回到两臂后屈尽处，这是一次；共用力搓 54 次（图 6 – 20）。

腰眼位居带脉（即环绕腰部的经脉）之中，肾俞穴位于此，也是肾脏所在部位，最喜暖恶寒。用掌搓腰之后，势必发热，这样就不

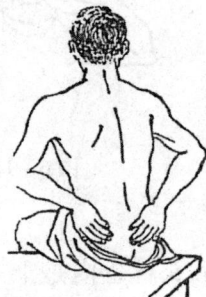

图 6 – 20

仅温暖了腰眼，而且可以增强肾脏功能，疏通带脉，久练到老，腰直不弯，并且可防腰痛。有人腰痛，搓到几百次，汗出方止，收到了一定疗效。

7. 揉腹

揉腹分 4 段：①先用左手叉腰或放在左大腿根（仰卧做时手的位置不限）；右手从心口窝左下方揉起，经过脐下小腹向右擦揉，回到起点为 1 次，共揉 36 次。然后右手叉腰或放在右大腿根，左手再揉擦 36 次，揉法同上，只方向相反（图 6 – 21、图 6 – 22）；②两手并拢、从小腹的下方用指力由下向上按摩至剑突下，然后两手分开，用手掌由上向下按

摩到腹股沟，为1次，如此揉腹36次；③在肚脐的左右，先用左手的手掌从左到右划推按摩36次，再用右手从右到左划推按摩36次；④左手从左胸向右下腹划推按摩，再用右手从右胸向左下腹划推按摩，为1次，划推按摩36次。

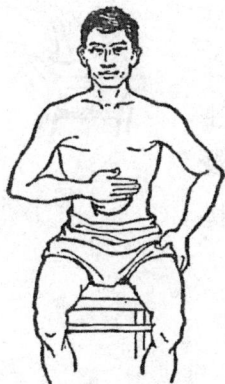

图 6－21

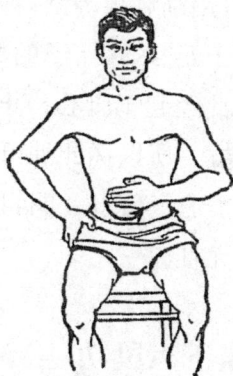

图 6－22

肠管的蠕动方向是一定的，是由上向下蠕动的；但肠管在腹腔内的存在状态是盘旋的，是不定向的，所以揉腹可以左右各揉36次。

揉腹功长期坚持，不仅能增强肠胃消化功能，而且有助于医治各种肠胃病。其所以如此，是因为擦胸和揉腹时，内脏和腹膈肌受到外界压力，遂起伏升降，引起肠胃蠕动加大，各器官系统活动加强，新陈代谢功能旺盛，从而使脏腑功能增强，逐渐消除病灶，自然能达到痊愈的目的。有人反映患腹泻，时好时犯二十余年，用揉腹功不到半年，痊愈了。

揉腹还有减肥的效果，可以防止腹部的脂肪积累，防止"大腹便便"。

由于妇女的生理特点，女性做法与男性不同。手掌搓热，左手叉腰（拇指在前，四指在后），右手掌心由心口窝处，向左下方旋转；旋转一周为一次，共揉转81次。然后，右手叉腰，左手掌心自肚脐处，向右下方旋转，经过小腹（耻骨边缘）回到原处为一次，也揉转81次。左右手揉转的部位不同：右手揉转于肚脐上方和心口窝下方之间，方向是向左下方开始转起，而左手则揉转于肚脐下方和小腹一带，方向

是向右下方开始转起。女性久练此功，可以增
强脏腑功能，帮助消化，调经聚气。

8. 搓脚心

两手搓热，然后搓两脚心各81次（图6-
23）。也可以用刮痧板等刮摸脚心。

脚心属于足少阴肾经的井穴，有"小心
脏"之称。此经起于脚心，止于胸上部，是浊
气下降的地方，所以搓此处可泄心火，降上身
浊气，并能养心、舒肝、明目。洗脚后顺便搓
脚心，效果尤佳。

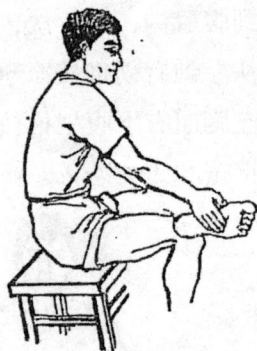

图 6 - 23

三、床下六段功

此功动作，采自易筋经和站式八段锦，与床上八段锦配合着做，功
效更佳。床上八段锦主要是按摩全身，而此六段功则能增强肢体和内脏
功能。

练时宜心静神凝，意守丹田。呼吸要随动作保持自然，最好是用鼻
呼鼻吸，也可在吸气时舌舐上颚，呼气时舌放下，这样可多生津液，兼
能助气。练完以后，口中津液务必咽下。

（1）两脚站成内八字形，两脚间隔如肩宽，腿腰伸直，眼向前瞪
视，意守丹田（图6-24）。

两臂沿上体慢举齐胸（图6-25），然后向前平伸，两掌竖立，五指
并拢，掌心向前，状如关门。然后，由此姿势，两腕和十指齐用力向前
挣动两手指和两臂的筋9次（图6-26）。挣动时，只整个臂部肌肉暗中
用力动，臂部微有抖动，但臂直伸的姿势和位置不变。以下几段功的挣
动、托动和按动，含义均同此。

此功可使两手和两臂的经络气血畅通，增强手臂的功能；兼有益于
肝脏和两眼。

（2）两臂从前势转为两侧平举，掌心向上；由此姿势，两臂挣动兼
耸肩9次（图6-27、图6-28）。

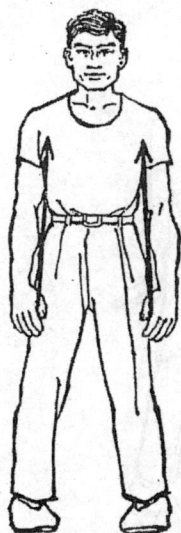
图 6 – 24

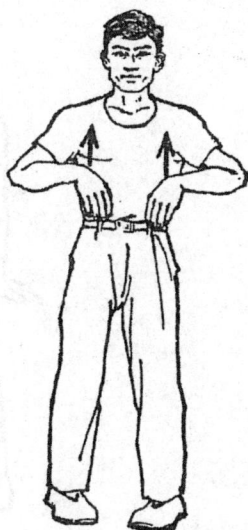
图 6 – 25

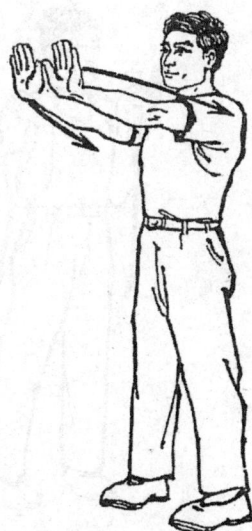
图 6 – 26

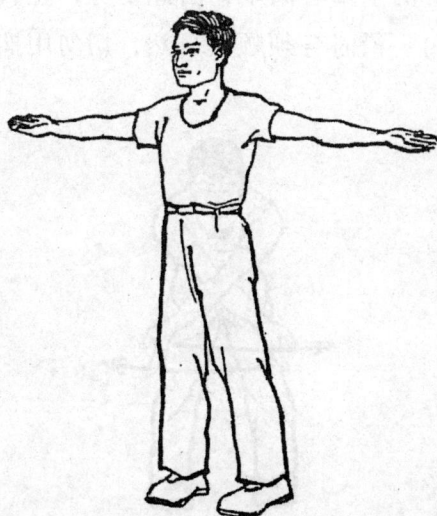
图 6 – 27

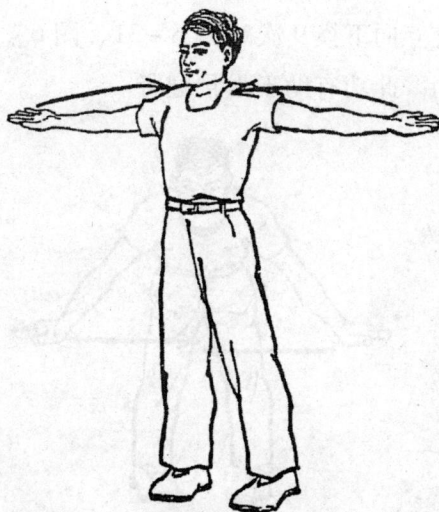
图 6 – 28

　　此功可活动项部，而项部是通往头部的动静脉血管和中枢神经椎体交叉之处，所以对头脑也有良好作用，特别是能扩大肺活量。

　　(3) 两手由前势收回胸前，然后沿上体和两腿自然下垂，掌心向下，手指向两侧平伸；由此姿势，用力向下按动 9 次 (图 6 – 29、图 6 – 30)。按动时两手下假想似有葫芦，但臂仍伸直，只肌肉收缩用力。

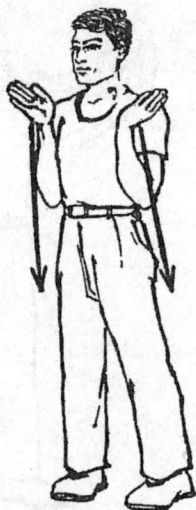

图 6-29

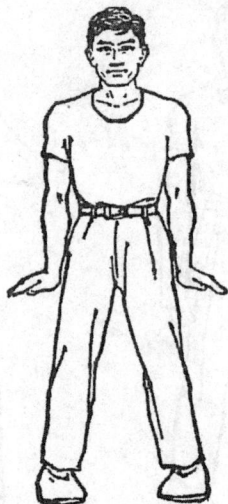

图 6-30

（4）腰和腿保持正直，上体前倾，两手掌心向下；由此姿势，左右交互向下摸 9 次（图 6-31、图 6-32）。摸时务须顺其自然，切勿用拙力。此功有助于强腰健肾。

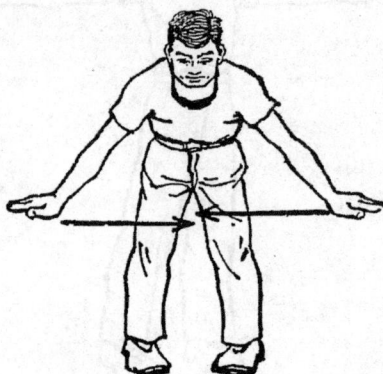

图 6-31

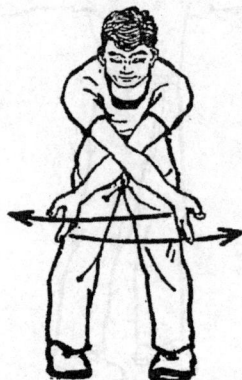

图 6-32

（5）两手由前势变成手心向上，手指微屈，如捞重物状（图 6-33），慢慢向上提至两乳部（图 6-34），手指伸直，然后两手手指各向外侧转动，手心仍保持向上；边转边举至头顶，两臂伸直相距如肩宽，又转成手指相对，掌心向上；由此姿势，用力向上托动 9 次（图 6-35）。此功对三焦有良好作用。根据中医理论，三焦分上焦、中焦和下焦。

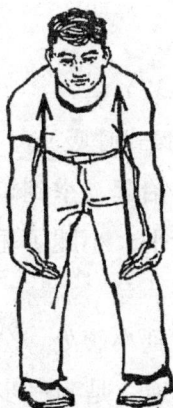

图 6 – 33

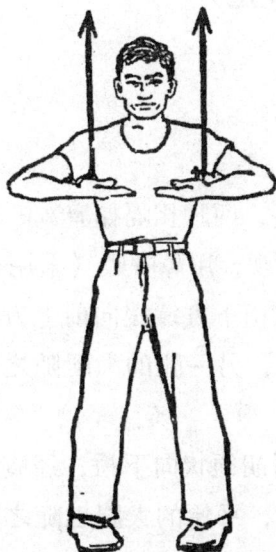

图 6 – 34

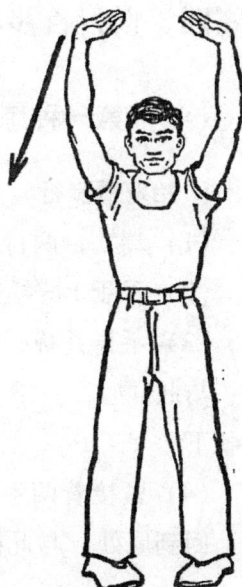

图 6 – 35

上焦在胃上口，中焦在胃中腕，下焦在膀胱上口。《灵枢·本输》说："三焦者，中渎之府也；水道出焉……"三焦概括了胸腹上、中、下三部的气血运化和水液代谢的功能。

（6）两手由前势变为轻握拳，左手向前下方平伸，用力如抓物状，然后收回乳部，再换右手向前下方平伸用力抓；以此前抓姿势（以后就不必再由上方向前下方抓起，而直向前抓），左右手交替各抓 9 次（图 6 – 36）。

此功可增加臂力，并有助于增强脾胃。

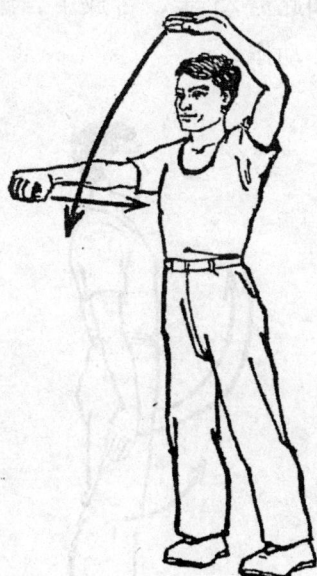

图 6 – 36

四、慢行百步功（走）

（一）第一种练法

1. 抬双臂步行

（1）端立，两臂下垂，两脚相隔如肩宽。（图 6 – 37）

（2）舌舐上腭，目前观，用鼻呼吸（采用自然的腹式呼吸）。

（3）手指并拢，两臂由下方缓缓向前上方呈弧形抬起，举到口鼻前方；与此同时，一腿直立，另一腿的大腿随之慢慢抬平，小腿下垂，脚尖朝下。

（4）紧接着两手如捋胡须状向下捋，经胸腹前方到小腹处，分向两侧，回到原处；与此同时，平抬的大腿也随之轻轻落地，是为一步（图6 – 38）。

（5）然后，两臂再如上述那样慢慢抬起下捋，同时另一腿平抬再下落；如此走 25 步，舌放下，津液（唾液）咽下，稍息或不休息，接着做下一动作。

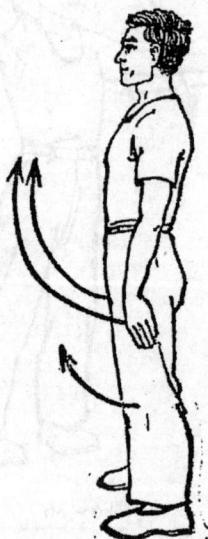

图 6 – 37

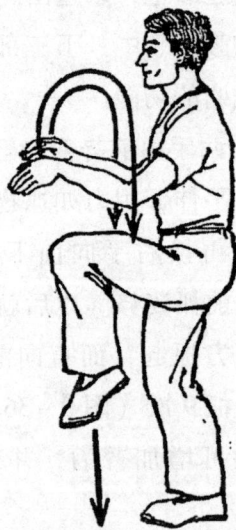

图 6 – 38

2. 抬右臂步行

（1）舌舐上颚，左手叉腰，四指在前，拇指在后。

（2）右手由下方缓缓向前上方呈弧形抬起，举到口鼻前方；与此同时，左或右大腿缓缓平抬（图6-39）。

（3）紧接着，右手如捋胡须状向下捋，经胸腹前方捋到小腹处，分向右侧，回到原处；与此同时，平抬的大腿缓缓落地，是为一步（图6-40）。然后，换腿步行，抬臂动作同上。这样一手叉腰，一手捋，左右腿轮流步行25步，舌放下，津液咽下，稍息或不休息，接着做下一动作。

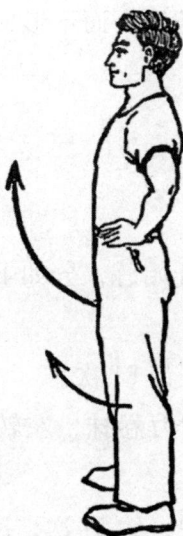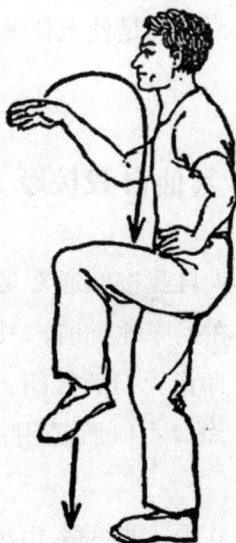

图6-39   图6-40

3. 抬左臂步行

然后，右手叉腰，左手再像上述那样慢慢抬起下捋，同时左或右大腿轮流平抬再下落；如此走25步，舌放下，津液咽下，稍息或不休息，接着做下一动作。

4. 两臂交叉抬步行

左臂像上述那样慢慢抬起下捋，同时右腿平抬落地；紧接着，右臂抬起下捋，左腿平抬落地；如此交叉抬臂步行25步，舌放下，津液咽下。

（二）第二种练法

动作与第一种练法相同，只是增加了下列做功要领。

（1）一腿在抬之前和抬之后，另一腿要始终保持稍微屈膝的姿势，而第一种练法腿始终可以直立。

（2）松肩坠肘，含胸拔背——肩和肘以及锁骨要往下松沉，肋骨自然也节节往下松沉，胸腔微向内含（不可过大），背部似有微微绷紧上提之意，切不可形成偻背、耸肩和抬肘姿势。

（3）松腰塌胯，尾闾内收——腰胯要放松，尾闾要内收，似有托起小腹之意，目的是使上体和头部能保持上下一条线，而不形成弯腰、凸臀状态。

五、其他自我按摩方法

老年人自我按摩通常是在起床前，在床上开始练，分如下动作，依次进行；在上床睡觉前，习练的顺序相反。

（1）叩齿：口唇轻闭，有节律地叩击上、下齿81次。

（2）净口：口唇轻闭，用舌在齿唇之间用力卷抹，左转、右转各27次。

（3）搓手：两手掌相对用力搓动，由慢而快，约27次，搓热为止。

（4）浴脸：搓热手掌后如洗脸状按摩脸。手指微屈，五指并拢，两手轻作遮面状，由额向下拂，如同洗脸27次。

（5）梳头：十指微屈，以指尖接触头皮，从额前到枕后，从颞颥到头顶进行"梳头"，共27次。

（6）揉太阳：用两手中指端，按两侧太阳穴旋转揉动，先顺时针转，后逆时针转各9次。

（7）揉眼：用两手拇指第二节，先沿上眼睑左右揉动27次，再沿下眼睑左右揉动27次。

（8）点睛明：用两手食指指端分别点压双睛明穴各27次。

（9）按太阳：用两手食指指端分别压在双侧太阳穴上旋转揉动，

顺、逆时针方向各 27 次。

（10）鸣天鼓：两手掌心紧按两耳孔，两手中间三指轻击头枕骨 9 次；然后掌心掩按耳孔，手指紧按头后枕骨部不动，再骤然抬离，接连开闭放响 9 次；最后两中指或食指插入耳孔内转动 3 次，再骤然拨开，如此共进行 9 次。

（11）浴耳郭：古人和现代的研究表明，长寿老人有五个特征：即长耳、眉寿、毫耳、老饕（tao）、肉角。长耳，是指人到五六十岁以后，耳郭不但不萎缩变小，反而长大、长长。笔者观察过许多长寿老人，几乎都有长耳这个特征。浴耳郭具有良好的保健延寿作用。浴耳郭有以下步骤：①拉耳垂，用拇指和食指向下用力拉耳垂 81 下；②用拇指和食指向上用力拉耳尖 81 下；③用拇指按摩整个耳背 1～2 分钟；④用拇指托住耳背，以食指的桡侧上下按摩对耳轮、耳舟、对屏尖 1～2 分钟；⑤用拇指按摩三角窝 81 次；⑥用小指顺时针按摩耳甲庭 81 次；⑦用小指或食指顺时针按摩耳甲腔 81 次。

（12）揉胸脯：以两手掌按在两乳房外上方，旋转揉动，顺、逆时针方向各揉 9 次。

（13）抓肩肌：以右手拇指与食、中指配合捏提左肩肌，即肩井穴周围，然后再以左手拇、食、中指配合捏提右肩肌，如此左右手交叉进行，各提捏 9 次。

（14）豁胸廓：两手微张五指，分别置于胸骨左右两旁的胸壁上，手指端沿肋间隙从内向外滑动，各侧重复推 9 次。

（15）揉腹：请参考"床上八段锦的第七段揉腹"。

（16）搓腰：两手搓热，紧按腰部，用力向下搓到尾闾部，左右手一上一下，两侧同时进行，共搓 27 次。

（17）点环跳：先以左手拇指端点压左臀环跳穴，再用右手点压右臀环跳穴，交叉进行，每侧 9 次。

（18）擦大腿：两手抱紧一侧大腿部，用力下擦到膝盖，然后擦回大腿根，来回擦 27 次。

（19）揉小腿：以两手掌挟紧一侧小腿肚，旋转揉动，每侧揉动 27 次。

也可以从大腿根部向下直按摩到踝部，再按摩回到大腿部，即大小腿同时按摩，在床上这样按摩很方便。

（20）擦涌泉：两手搓热，搓足底的涌泉穴，快速用力，搓81次，至脚心发热，先左后右。

以上各动作常在睡觉前或起床前做。睡觉前做上述按摩，对睡眠很好；起床前做上述按摩，可以从睡眠、血液流动缓慢、血压较低的状态，逐渐进入清醒活动状态，可以避免老年人起床时出现头晕、头昏、恶心等不适情况。

（21）呼吸：站住，两腿分开如肩宽，两手由腹部向上抬至喉头，同时低头，伸腰，吸气；然后两手再由喉头引下到腹部，同时低头，弯腰，呼气。呼气时顺序发："哈、呵、希、嘘"四音，重复两遍。呼吸最好选空气新鲜的地方。

老年人体质差别很大，自我按摩宜根据不同体质、健康水平与疾病状况，进行选择应用或全部应用，或根据自己的习惯加一些适合自己的运动。

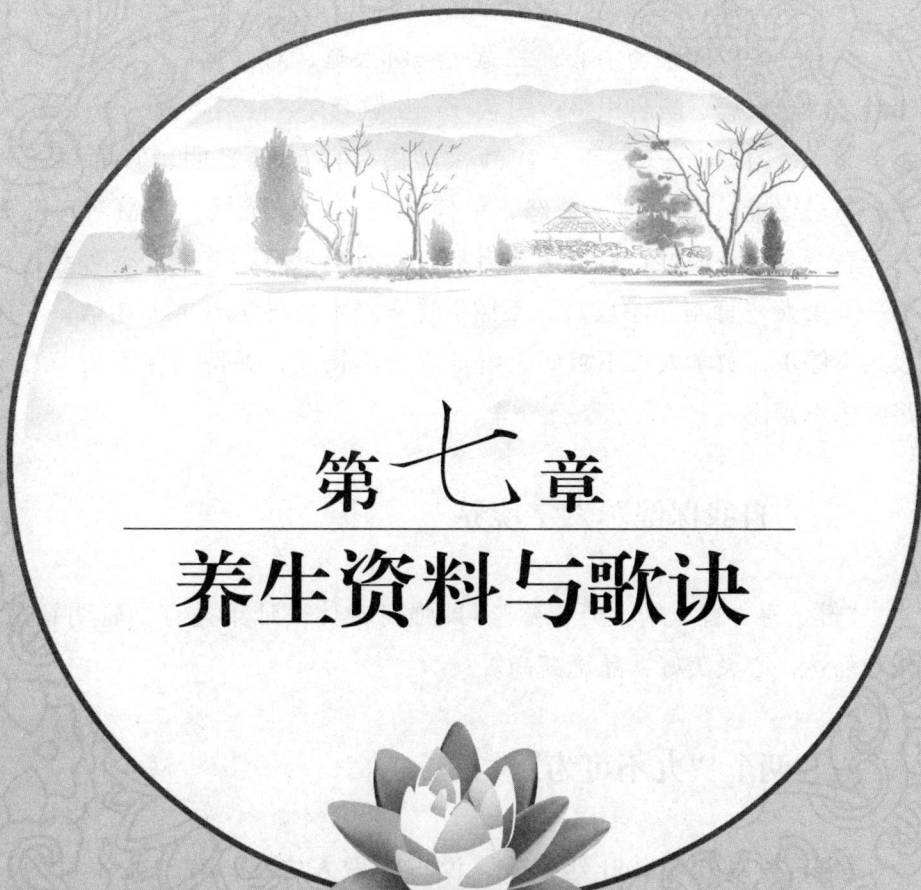

第七章
养生资料与歌诀

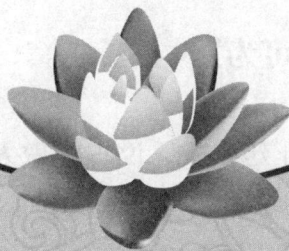

一、老年人"八字"养生集

一心，二宽，三忘，四老，五宜，六忌，七有，八不。

一心——以健康为中心；二宽——对人宽、对己宽；三忘——淡忘年龄、淡忘疾病、淡忘积怨；四老——互敬老伴、修筑老窝、留点老本、善待老友；五宜——宜正、宜静、宜稳、宜自知之明、宜潇洒；六忌——忌逞能、忌轻信、忌怒、忌倚老卖老、忌猜疑、忌怄气；七有——有童心、有蚁性、有龟柔、有猴行、有幽默感、有度、有舍弃；八不——夫人"管制"不反对，不插手晚辈之事，科学养生不迷信，学用投入不停步，敬学人长不嫉妒，辩证思想不畏死，保持晚年不失节，知足常乐不攀比。

二、"自我保健"六字境界

"健、寿、智、乐、美、德"，即强身健体，延年益寿，聪明智慧，乐观豁达，心灵美好，品德高尚。

三、两个"九不可为"

《群言》月刊曾载叶廷滨文，说古今做人之道，有"九不可为"，即：钱不可贪；文不可抄；师不可骂；友不可卖；官不可讨；上不可媚；下不可慢；风不可追；天不可欺。

林强认为言犹未尽，又在《群言》发文，从加强自身修养角度，再续"九不可为"：志不可短；法不可鄙；德不可毁；名不可争；功不可傲；言不可满；心不可躁；失不可饰；娱不可过。

四、人体健康的十大标准

①头发，光泽；②眼睛，明亮；③牙齿，坚固；④皮肤，正常，有

弹性；⑤体重，在正常范围；⑥睡眠，正常；⑦消化，前门松（小便通畅），后门紧（无腹痛、腹泻）；⑧愉快的情绪；⑨有责任心；⑩对社会的适应能力。

五、膳食平衡八项原则

①食物多样化，以谷类为主；②多吃蔬菜、水果和薯类；③常吃奶类，豆类及其制品；④经常吃鱼、禽、蛋、瘦肉，少吃肥肉和荤油；⑤食量和体力活动要平衡，保持适宜的体重；⑥吃清淡少盐的饮食；⑦饮酒应适量，最好少饮；⑧吃清洁卫生、不变质的食物。每日摄入的碳水化合物应占总热量的 60%，蛋白质 15%~20%，脂肪 20%~25%。早餐摄入总消耗量的 30%，中餐 40%，晚餐 30%。

六、适合高脂血症患者的 18 种食物

①大豆；②玉米；③牛奶；④鸡蛋；⑤燕麦片；⑥大蒜；⑦洋葱；⑧黄瓜；⑨韭菜；⑩茄子；⑪香菇；⑫鱼；⑬生姜；⑭海带；⑮空心菜；⑯苹果；⑰荞麦面；⑱山楂。

七、骆玉笙的"四乐"

①助人为乐；②苦中作乐；③自得其乐；④知足常乐。

八、梁兆祥的中老年人保健"四忌"

忌馋；忌懒；忌欲；忌愁。

九、段德龙的三大"进补"

"补读""补游""补听"。

十、何德清的老年人垂钓三不宜

①外出垂钓，路程不宜太远；②垂钓时间不宜过长；③垂钓不宜"独行"。

十一、夕阳红染六字经

一争、二宽、三忘、四老、五行、六忌。

一争：争取健康长寿。

二宽：对人宽、对己宽（容）。

三忘：忘掉年龄、忘掉病痛、忘掉积怨。

四老：有个老伴、有个老窝、有些老友、有点老本。

五行：在健身中保持"掉""俏""笑""跳""好"五个行动。一是掉。离退休之后，难免有失落之感，这时只有自觉地、主动地"掉价"，还自己本来的面目，才会不感失落，相反会感到满足。二是俏。随着经济条件的改善，老年人在穿戴上可以讲究一些，如选择一些宽松的、颜色鲜艳的、款式新颖的服装，用自己的穿戴"美化市容""装点人群"，岂不也是一乐。三是笑。人到老年，要多想乐观向上的事情，朋友聊天，举家欢庆，和和睦睦，其乐融融。四是跳。离退休之后是时间的富有者，做了时间的主人，就要遵循"生命在于运动"的道理，多同街坊邻居、同辈相聚在一起，跑步、登山、跳舞、扭秧歌等都可以量力而行地尝试一番，让所有的烦人琐事一扫而光。五是好。人到老年也要有所追求，要根据自己的爱好、专长开发一些新的"项目"，如集邮剪报、养鸟种花、写字绘画、练功强身、写回忆录等。还可依据自己的具体条件，干点劳心又劳力的事，不求成果，但求快活。

六忌：忌"失节""轻信""急躁""固执""多疑""怄气"。

十二、养生三字经

勤学习，勤思考，勤梳头，可健脑。勤洗脸，容颜俏，勤洗澡，肤病消。勤运指，可益智，勤运目，视觉好。勤走路，腿脚灵，勤交谈，舌灵巧。勤鼓耳，听力健，勤摩腹，消化好，勤刷牙，防龋齿，勤叩齿，牙齿牢。勤咽唾，保津液，足常摩，心肾好。衣与被，勤洗晒，讲卫生，疾病少。亲友间，勤交往，常聊天，少烦恼。勤养神，精神好，勤运动，抗衰老。勤体检，防疾病，都做到，健康保。

十三、庄炎林的"六六赠言"

（1）处世六然：凡事由其自然，遇事处之泰然，得意之时淡然，失意之时坦然，艰辛曲折必然，历尽沧桑悟然。

（2）人生六是：权力是一时的，财产是后人的，健康是自己的，知识是有用的，情谊是珍贵的，声誉是长远的。

（3）身心六炼：认识修炼意义，进行修炼实践，养成修炼习惯，坚持锻炼身体，不断磨炼意志，获得修炼成果。

（4）人品六为：大公无私为圣人，公而忘私为贤人，先公后私为善人，先人后己为良人，公私兼顾为常人，损公肥私为罪人。

（5）行为六利：有利国家，有利民族，有利人民，有利集体，有利个人。

（6）为人六乐：进取有乐，知足常乐，先苦后乐，自得其乐，助人为乐，与众同乐。

十四、摒弃不良生活方式

①不良的饮食习惯，如偏食等；②吸烟；③精神压力和情绪紧张；④运动减少；⑤不良的睡眠习惯；⑥孤僻，社交减少。

十五、蔬菜养生歌

白菜白菜最为上，清热生津通利肠。萝卜解渴化积食，油菜散瘀治劳伤。黄瓜祛暑烦躁安，茄子消肿性甘凉。明目健胃数生姜，南瓜强体血糖降。冬瓜利水治头热，韭菜散血助肾阳。菠菜养血又宽肠，扁豆消暑脾胃强。丝瓜利咽又化痰，和血利水荠菜香。香菇抗癌血脂降，木耳益气疗痔疮。

十六、心情不快的对策

①转移思路；②向人倾诉；③亲近宠物；④爱好执着（投入自己的爱好）；⑤多舍少求；⑥医学干预（心理咨询）。

十七、人到老年平衡是金

①饮食平衡：种类、数量、时间等；②心理平衡；③劳逸平衡；④关系平衡。

十八、防治烦恼十法

1. 居安思危法

古人曰："思患而患不至，忘患而患发生。"在顺境中，要时时处处告诫自己：要牢记"福兮祸所伏"的古训，不要得意忘形，警惕"乐极生悲"。在春风得意之时，倘若头脑不冷静，处事不谨慎，容易引发人生悲剧。如果能够"居安思危"，始终保持一种如履薄冰、如临深渊的谨慎，则能立于不败之地。

2. 克服自卑法

有研究表明，天才和弱智，只占人类的1%，其余99%的人的智力，均在正常范围之内，而一个人的成功只有20%来源于智力水平，其余

80%与信心、意志、勤奋、献身精神及人际关系等非智力因素有关。因此，如果一个人乐观自信、全神贯注、奋发拼搏，普通的人可以胜过天才。而如果一个人消极自卑、心猿意马、不思进取，纵然你是天才，也会被自己埋没。

3. 敢于抗争法

世界上有些烦恼，是由于过分怯弱、顺从、不敢抗争造成的。或本来正确的不敢坚持；或本该属于自己的不敢争取；或受了欺侮不敢反抗……碰到这类情况，你越胆怯，烦恼也就越多。而敢于抗争，不到最后关头不轻易放弃，则是解除烦恼的有效方法。

4. 简单生活法

如果由于客观条件限制，你始终成不了"大款"，不妨"返璞归真"，继续保持"量入为出→悠闲自在→健康快乐"的简朴的生活方式，来提高精神生活质量，遏制无穷的物质消费欲望。

5. 淡化自我法

"欲除烦恼须无我"。作为个体，要时刻顺应社会。如果一事当前，总是以自我为中心，必然会与他人发生碰撞和摩擦，就会产生"人生不如意事十之八九"的感叹，烦恼就随之而至了。

6. 忙碌解烦法

人们常说"无事生非"。的确，成天无所事事，往往容易想入非非，生出许多莫名其妙的烦恼。对于这些烦恼，如果能够精神专注，全身心地从事某种学习或工作，就完全可以避免。生活实践表明，忙碌的人，精神生活充实，不容易产生繁琐的烦恼，即使有了重大烦恼，通过"忘我"的忙碌，也能够减轻或抛却。

7. 乐其所有法

人格的一个特点是：总是偏爱那些可望而不可及的东西。"鲜有想到我们所有，而常常想到我们所无"，是许多人间烦恼的根源。因此，我们要学会"乐其所有"，不要"忧其所无"。我们切不可轻看已经得到的东西，而对那些暂时得不到或永远得不到的东西耿耿于怀。

8. 成事在天法

世界上有些事情是"求则得之"，如学术研究、著书立说等，是通过发挥自己的主观努力，就能够如愿以偿的。而另一些事情，如显赫的官位、丰盈的财富等，则要受许多客观条件的限制，对这些可能虽"求"却"无益于得"的事情，就最好不要孤注一掷、破釜沉舟地去追求，这样就可以免除许多因"希望越大"而"失望越多"的烦恼。因此，明智的做法是：无论做什么，我们都应该是尽"人力"而听"天命"，即怀最好的希望，做最坏的准备。

9. 积极有为法

减轻人生烦恼的基本要素：一是有一个完善的教育；二是有一个正当的职业；三是有一份可靠的收入。为了有效地改善自己的生存条件和生存环境，就必须努力奋斗和拼搏，只有利用自己的知识和才能为社会做出自己的贡献，社会才会承认，才会满足我们的正当、合理的精神和物质需求。简而言之，积极有为是解除人生烦恼的根本途径。

10. 憧憬未来法

一个人最重要的是乐观开朗，对未来充满希望，憧憬美好的未来，可以减轻我们眼前的烦恼。须知，人间世事，变化无常，还没有一辈子都春风得意的人。在"不走运"时，最好吟诵以下三段诗词：

——"假如生活欺骗了你，不要悲伤，不要心急，阴郁的日子即将过去，快乐的日子就要来临。"

——"把你的眼泪擦一擦呀，笑容露出来，抛开你的烦恼，一切从头来！"

——"人生就是这样，风风雨雨，弯弯长长，挺起胸膛努力开创，道路就会充满阳光。"

十九、老年人运动量的自我监控

（1）呼吸频率：每分钟 24 次为宜；

（2）心率：60 岁以内的中老年人，不超过 120 次/分钟，60 岁以上的老人，不超过 110 次/分。运动后 3~5 分钟最多 10 分钟，脉率恢复正常；

（3）饮食情况：运动后食欲改善，食量增加；

（4）睡眠情况：运动后睡眠改善；

（5）疲乏程度：运动后，会有轻重不等的疲乏感，随着锻炼的经常化，疲乏感会逐渐消失。若越来越重，甚至产生厌倦感，说明运动量过大。

（6）测量体重：每周测体重1～2次，运动3～4周后会逐渐下降，随后体重会相对恒定在一定的水平。若呈"进行性"下降，应及时查明原因。

二十、莫生气

人生就像一场戏，因为有缘才相聚。相扶到老不容易，是否更该去珍惜。为了小事发脾气，回头想想又何必。别人生气我不气，气出病来无人替。我若气死谁如意，况且伤神又费力。邻居亲朋不要比，儿孙琐事由他去。吃苦享乐在一起，神仙羡慕好伴侣。

二十一、养生《粥疗歌》

若要不失眠，煮粥加白莲；若要皮肤好，大米煮红枣；气短体虚弱，粥里加山药；心虚气不中，桂圆煨米粥；要治口臭症，荔枝粥除根；清退高热症，煮粥加芦根；血压高头昏，胡萝卜粥灵；防治脚气病，米糠煮粥饮；肠胃缓泻症，胡桃米粥炖；头昏多汗症，煮粥加苡仁；便秘补中气，藕粥很相宜；夏令防中暑，荷叶同粥煮；若要双目明，粥中加旱芹。

二十二、"六养"与"四少"

六养："流水之声，可以养耳；青禾绿草，可以养目；观书绎理，可以养心；弹琴学字，可以养指；逍遥杖履，可以养足；静坐调息，可以养筋骸。"

四少："口中言少，心中事少，肚中食少，自然睡少。"

二十三、孙思邈的养生要诀

孙思邈的养生要诀是"四多""四少"。

"四少"指："口中言少，心中事少，腹中食少，自然睡少。"

"四多"指："少欲多足，少言多思，少逸多劳，少食多餐。"

二十四、晨练指数和着衣系数

1. 晨练"六宜"与"六忌"

晨练六宜：①宜轻练；②床上"心理沐浴"，醒后先"赖床5分钟"，使生物钟对由慢转快有个适应过程，并进行"心理沐浴"——即想想愉快欣慰之事，在愉快中起床；③饮水，起床后饮一杯开水；④半饱状态。不要空腹或饱腹晨练；⑤待日出后外出。⑥择场地。择空气好、安全、无污染的地方。

晨练六忌：①雾天不练；②风天不练；③气温低不宜练；④阴雨天忌在林中练；⑤晨练并非越早越好；⑥马路上不宜练。

2. 晨练指数一

Ⅰ级："六宜"皆具，"六忌"全无。

Ⅱ级：缺一"宜"，或有一"忌"。

Ⅲ级：缺二"宜"，或有二"忌"。

Ⅳ级：缺三"宜"，或有三"忌"。

Ⅴ级：缺四"宜"，或有四"忌"。

Ⅵ级：缺五"宜"，或有五"忌"。

3. 晨练指数二

以天气状况、风、湿度、温度，以及污染状况等气象条件为参考依据，把晨练指数分为5级。

1级：非常适宜晨练，各种条件都好。

2级：适宜晨练，1种气象条件不太好。

3级：较适宜晨练，2种气象条件不太好。

4 级：不太适宜晨练，3 种气象条件不太好。

5 级：不适宜晨练，所有气象条件都不好。

4. 着衣指数

根据天气状况、气温、湿度及风力等气象条件进行分析研究而得出。目前着衣指数共分 8 级，指数越小，穿衣的厚度也就越薄。具体如下。

1~2 级：为夏季着装，衣服厚度在 4 毫米以下。

3~5 级：为春秋过渡季节着装，以单衣、夹衣、风衣到毛衣类，服装厚度约在 4~15 毫米。

6~8 级：为冬季着装，主要指棉服、羽绒服装，服装厚度在 15 毫米以上。

二十五、长寿老人的特征

（1）眉寿：即寿眉，古人认为，长眉者为长寿之人。

（2）耳毫：即耳朵上的汗毛较长。

（3）老饕（tāo）：即食欲旺盛的老人。

（4）肉角：即长在头颞部的小肉瘤。

（5）长耳：现代研究表明，60 岁以后，耳朵不但不萎缩，反而长长，是长寿老人的特征。

二十六、消气歌

劝君遇事多消气，事不顺心消"怨"气，心中烦恼消"闷"气，受到委屈消"怄"气。遇事受挫消"怒"气，名利无缘消"疑"气，失意之时消"丧"气，得意莫忘消"狂"气，郁闷不舒消"火"气，待人处世消"小"气，成绩面前消"傲"气，天大困难消"叹"气，身心健康是"福"气。

二十七、幸福的五个处境

生理处境，物质处境，感情处境，社会处境，文化处境。这五个处境美好、平衡、舒适、宽松就幸福。

二十八、健康新标准

世界卫生组织给健康下的定义是：健康不仅是没有身体缺陷和疾病，还要有良好的生理、心理状态和社会适应能力。

目前关于健康的标准，说法很多，归纳起来可以概括为以下几点：

（1）身体各器官、系统、组织发育良好，功能正常。

（2）有良好的心理自控和平衡能力，处世乐观，态度积极，勇于承担责任，宽容、少妒、少虚荣。

（3）精力充沛，能从容应对日常生活和工作压力而不感到过分紧张，工作效率高。

（4）善于休息，睡眠良好。

（5）能够抵抗一般性疾病和传染病。

（6）能适应自然环境和社会环境的各种变化。

（7）体重适中，身材匀称，站立时头、臂、臀位置协调，走路感到轻松。

（8）眼睛明亮，反应敏锐，眼睑不发炎。

（9）牙齿颜色正常，无出血现象。

（10）肌肉和皮肤富有弹性。

（11）头发有光泽，无头屑。

（12）指（趾）甲光亮，甲下毛细血管充盈良好。

二十九、健康长寿公式

健康长寿＝（情绪稳定＋经常运动＋合理饮食）／（懒惰＋烟＋酒）

三十、洪昭光的"三步曲"

第一步，是关于家庭：世上只有家庭好，男女老少离不了，男人没家死得早，女人没家容颜老。有家看似平淡淡，没家顷刻凄惨惨，外面世界千般好，不如在家待一秒。

第二步，是"话疗"：说起话疗真奇妙，防病治病都有效，一聊双方误解消，二聊大家心情好，三聊能治血压高，四聊能把肿瘤消。话疗疏解郁闷气，话疗提高抵抗力。

第三步，是缓解男人压力：男士要想身体好，下班回家半小跑，一杯清茶一张报，夫妻灯前把话聊。

三十一、"三寡"养"三宝"

寡欲养精，寡言养气，寡思养神。

三十二、沈桂昌的身心健康"五要素"

一是生活规律。起居有时，饮食定时定量。
二是经常锻炼。
三是合理用药。
四是精神乐观。
五是不要闲散。

三十三、老年养生十字法

一贯知足，知足常乐。不盲目与别人比较，量体裁衣地安排自己的生活，不求花天酒地，只求平淡人生。

二目远眺，远眺明目。无论何时，不可只看眼前利益，不可患得患失，要登高望远。

三餐有节，食不过饱。过饱伤人，早吃好，午吃饱，晚吃少。

四季不懒，勤于锻炼。根据季节的变换，选择不同的时间和项目进行适度的体育锻炼，贵在坚持，不可懈怠。

五谷皆食，营养均衡。不可偏食，五谷杂粮和各类蔬果都吃，才能摄入人体所需的多种营养。

六欲不张，清心寡欲。欲张则损精气，欲节则养精气，纵欲伤身，后患无穷。

七分忍让，豁达大度。要心胸宽阔，遇事达观，得让人处且让人，不必争个你高我低。

八方交往，广交朋友。力忌闭塞，要广交八方朋友，建立良好的人际关系，这样才能接纳各方面的信息，提高适应社会的能力。

九（酒）薄烟戒，神清气爽。饮酒不可过量，不得贪杯豪饮；力求戒烟，以免危害身体。

十分坦荡，以诚待人。为人襟怀坦白，宽以待人，不做亏心事，保持心平气和的好心境，心平天地宽。

三十四、老年人保健要诀

每顿减三口，饭后百步走。多吃瓜果菜，少沾油烟酒。糖盐忌过量，常食鱼瘦肉。

晨起勤锻炼，夜眠不蒙头。思考常用脑，勤快动脚手。家居绿相伴，清心勿奢求。

劝人乐为善，待人要宽厚，喜怒莫激动，一笑解千愁。心胸放开阔，多交少年友。

生活有规律，健康保长寿。山间水边游，青春自然留。人老莫叹老，活到九十九。

三十五、游泳最佳距离

国际医学会游泳协会认为，保健性游泳要求一次性游泳的时间在20～45分钟。其游距为：

10～11岁	500～600米
12～13岁	750～800米
14～50岁	1000米

50～60 岁　　　　750～800 米

　＜10 或 ＞70 岁　　300～400 米

游泳时不宜太快，最好采用蛙泳。

三十六、七种腿足保健方法

（1）蹬双腿：坐、卧姿势均可，双腿交换蹬来蹬去，能使经脉舒畅，防止抽筋、麻木、酸痛。

（2）揉腿肚：用两手掌夹住腿肚，旋转揉动，每侧揉动 20 至 30 次为一节，共做 6 节。此法能疏通血脉、加强腿的力量。

（3）摇膝盖：双手按住膝盖，腿分开与肩同宽，左右、内外摇动，可防止关节疼痛，治疗关节炎和骨质增生。

（4）甩腿：一手扶墙或扶树，先向前甩小腿，使脚尖向前向上翘起，然后向后甩动，将脚尖用力向后，脚面绷直，两条腿轮流甩动，一次甩 80～100 次为宜。此法可防下肢萎缩、软弱无力或麻木，小腿抽筋等症。

（5）跺双足：足部有三阴三阳经脉，穴位多。双足交换跺来跺去，能促进全身经脉畅通和血液循环，增健足肌，使步履敏捷。

（6）扳足：端坐，两腿伸直，低头，身体向前弯，用双手扳足趾 20～30 次。此法能练腰腿、增脚力。

（7）揉脚：双手掌搓热，然后用手掌搓脚心，各 100 次。此法具有降虚火、舒肝明目之功效，可以防治高血压、眩晕、耳鸣、失眠等症。

三十七、养生谚集萃

妙哉养生谚，实用又简练，若能遵以行，身体康而健。

冬吃萝卜夏吃姜，不用医生开药方。

要想寿命长，多吃五谷粮。

吃饭先喝汤，身体不受伤。

饭吃八成饱，到老肠胃好。

喝开水吃熟菜，不拉肚子不受害。

早起早睡，精神百倍；贪吃贪睡，添病减岁。

健身之道，锻炼为妙。

若要身体好，坚持做早操。

一天舞几舞，长命九十五。

三十八、管遵信"十六字箴"

1. 处世十六字箴

以乐求善，以善为乐，与人为善，助人为乐。

2. 生活十六字箴

面带笑意，心平气和，慈祥愉快，自由自在。

3. 工作十六字箴

崇尚事业，淡泊名利，团结协作，携手前进。